本书献给初学医学及普及中医的专业人士与中医爱好者们

现代人看中医

趣谈中医药及全息

编著／曹军 冯清 等

中国医药科技出版社

内容提要

本书经四位国医大师审读，世界顶级高能物理学家、顶夸克的发现者、美国费米实验室的学科带头人叶恭平博士参与校稿，极具权威性。本书在传统中医几千年的理论基础之上，以现代人视角，打破地域及学科界限，发掘传统医学宝库，探索中医发展之路。书中给出了大量可用于家庭的养生保健方法，兼具理论与实用价值。是一本图文并茂，老少咸宜的中医科普书。

图书在版编目（CIP）数据

现代人看中医：趣谈中医药及全息 / 曹军，冯清等编著 . -- 北京：中国医药科技出版社，2014.6

ISBN 978-7-5067-6815-3

Ⅰ . ①现… Ⅱ . ①曹… ②冯… Ⅲ . ①中国医药学－基本知识 Ⅳ . ① R2

中国版本图书馆 CIP 数据核字 (2014) 第 099450 号

出版　中国医药科技出版社

地址　北京市海淀区文慧园北路甲 22 号

邮编　100082

电话　发行：010-62227427　邮购：010-62236938

网址　www.cmstp.com

规格　710×1020mm $^1/_{16}$

印张　20

字数　197 千字

版次　2014 年 6 月第 1 版

印次　2015 年 2 月第 3 次印刷

印刷　北京盛通印刷股份有限公司

经销　全国各地新华书店

书号　ISBN 978-7-5067-6815-3

定价　52.00 元

出 品 人：吴少祯

策 划 人：田 原　范志霞

学术顾问：朱良春

专业指导：郑志坚　罗大伦　李 智

主　　编：曹 军　冯 清

插　　图：曹友廉

副 主 编：刘 锐　胡 笳

整　　理：李文佳

编　　委：

曹 军　冯 清　曹友廉　刘 锐　胡 笳

杨曼桥　王复强　徐永正　李文佳　刘乃嘉

国医大师、名老中医为本书题词

　　"国医大师"，是新中国成立以来，由全国评选、政府认可的中医顶级大师。首批国医大师共 30 人。他们德高望重，医术精湛，都是国宝。

　　"国医大师"是中医界的最高荣誉。

邓铁涛　国医大师（98岁）

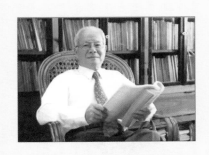

中医科学吗？这个问题已争论近百多年！若按"实践是检验真理的唯一标准"来判断，世界卫生组织对从来未见过的疫症"SARS"的救治，已承认中医的疗效优势。但今年还有某些人发动"告别中医"的活动，签名的只有百多人！最近又有人在上海召开"反中医大会"，其实只是几十人的小会，但这说明民族虚无主义思想仍有市场，说明中医科普工作仍很重要。本书之出版正填补这一空白，这是值得广大读者一读的好书。

—— 邓铁涛　2014 年 3 月 12 日

朱良春　国医大师（97岁）

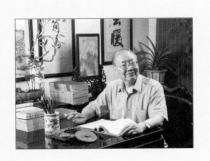

曹军、冯清二位专家编著之《现代人看中医·趣谈中医药及全息》一书，是我近日看到最佳的一本公正、客观评价中西医真谛的书，普及中医老少咸宜的好书，言之有理，言必有据，以理服人，图文并茂，中西医长短优劣之争，读后当可释然矣！

作者在跋中指出："任何人都不应当代表科学，宣布终极真理。""科学本身就是在不断地用新的假设，代替旧假设的过程中发展起来的。""因此科学可以挑战，当今的科学论述更不是最终的权威。"这说得太好了，所以我建议中医、西医，以及关心中西医学发展的人士，都应该认真地阅读一下，收获必大，开卷有益，信不诬也！我衷心祝贺本书发行后，必将不胫而走，造福人类健康，功德无量也！

—— 朱良春　2014 年 4 月 8 日

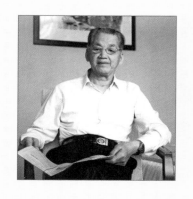

路志正　国医大师（94 岁）

寸有所长，尺有所短。用简洁通俗的语言，适当的比喻将中医防病治病的医理介绍给广大群众，这无疑为人们提供了有用的思路和选择。这是广大人民的福音。

—— 路志正　甲子春月

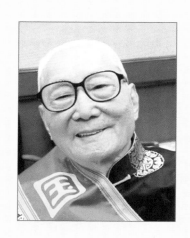

颜正华　国医大师（94 岁）

该书将中医的道理用朴素的语言娓娓讲来，通俗易懂。是一本很好的科普书，推荐阅读。

—— 颜正华　2014 年 3 月 24 日

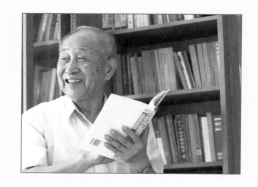

金世元　首都国医名师（88 岁）

中医素尚争鸣，故能百花齐放，该书多有妙想，值得一读。

—— 金世元　2014 年 3 月

王 琦 著名中医学家 国家 973 计划首席科学家（71 岁）

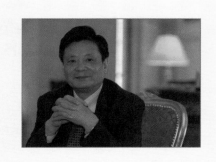

近日有幸获曹军及冯清先生所著《现代人看中医》一样书，并邀点评。捧读此书甚感欣喜，该书通过趣谈、比较的方式翻译中医，以使更多的西医、更多的大众了解中医。开篇即道出了中医的哲学性，并剖析了中医、西医两种理论体系之间的差别所在。继以浅显的语言配以生动的画面阐释了中医基础理论的内涵和中药治病的要义，并以具体的病证呼应先前的理论分析。所载全息理论联系了经络腧穴学，着重介绍了身体上的全息反射区。全书布局整体与局部有机统一，层次明晰，内容既有科普性又有深刻的中医内涵，颇多启发，由此而引发了一些思考。今天上午应邀到北京大学"中医影响世界论坛"作了一个报告，会上也有幸聆听了楼宇烈先生讲话，他针对当今国人对中西文化认识差异带来的问题，提出要"科学启蒙"，要重新回归自身的文化主体，我想《现代人看中医·趣谈中医药及全息》这本书已经这么做了。

—— 王琦 于 2014 年

王 健 中国医师奖获得者 安徽中医药大学校长（教授、博导）

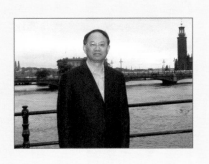

《现代人看中医》采取了趣谈的方式，从东西方哲学，从思维科学，从生命科学，从全息现象来解读中医，很有新意，很有特色。该书图文并茂，观点新颖，视角独特，语言生动，读来轻松，富有情趣，可让更多的西医和普通人了解中医的科学内涵与独特魅力，并进而利用中医理论与诊疗方法来指导养生，治未病，治已病。因此，是一本很值得推荐的有趣味、有价值的科普读物。

—— 王键 2014 年 4 月 2 日

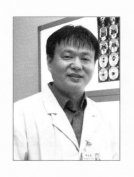

郑志坚　中国医师奖获得者　中国医师协会养生专业委员会常务副主任兼总干事　卫生部北京医院主任医师

　　其实近年来，认为中医是伪科学应该予以取缔的言论常见于媒体，但是中医自身的反击力度不足，科普工作的水平也是参差不齐。冯清先生勤思博学，他从我们常规学医人所不曾想到的全新视角，深入浅出地分析、研究东西方医学。在曹军老师的指导下，冯清主笔，图文并茂并深入浅出地完成此书，对普及中医是一大贡献。所以我想说《现代人看中医》是一本非常优秀的中医药科普读物，同时对医界业者来说，本书也会给我们许多意想不到的启发和思考。

—— 郑志坚　2014 年 4 月 2 日

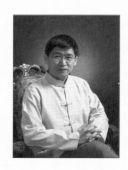

罗大伦　中医新生代领军人物之一　北京中医药大学中医诊断学博士　北京电视台《养生堂》栏目原主编

　　此书读后令人感慨，确是一本开拓思路，增广见闻的好书。是专业人士和中医爱好者都可以阅读的好书。尤其值得赞誉的是本书的视角，它是在纵观整个世界医学史的发展脉络之上，将中医与其他医学体系相沟通，还原了中医应有的位置，彰显了中国先民的智慧与成就。

—— 罗大伦　2014 年 3 月 25 日

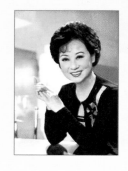

张悦　央视金牌栏目《夕阳红》主持人

　　看了这本书，您能走出误区，消除盲区。至于更多的疑问，我也还得深入地研究一下本书的道理。我每天就把这本书放在茶几上，随手翻开看看就能明白和记住一些中医常识。在我需要的时候，它忠实而默默地陪伴在我的左右。看了这本书，您会更深刻地体会到，什么是"我的健康我做主"。

—— 张悦　2014 年 3 月 26 日

前　言

宇宙间有星球这类明物质，也有灰洞这类暗物质。

人类同样也有明、暗两套生命系统，即解剖系统和经络系统。它们都客观存在，都可以用科学方法证明。前者存在于尸体的基础上，后者存在于活体的基础上。西医通过解剖系统治病，中医通过经络系统治病。两套生命系统都连接五脏六腑，前者主要输送血液，后者主要输送气体。西医是对抗医学，讲究病原体和抗体的博弈。中医是平衡医学，讲究身体的阴阳平衡和阴平阳秘。西医与中医，如同英文与中文，是两套不同的逻辑系统，各有各的语言。西医与中医可以通过翻译交流，加深理解。本书就是翻译，就是试图通过趣谈的方式，通过比较的方式，让更多的西医和普通人了解中医，利用中医治未病，治已病。

西医有三个特长是中医望尘莫及的，即体检、急诊和手术。

西医还有抗生素、激素和维生素这三素，也是中医没有的。西医擅长治疗器质性的疾病，中医擅长治疗功能性的疾病。凡是解剖系统检查出来的疾病，人们可以去看西医。凡是解剖系统说不清楚的疾病，

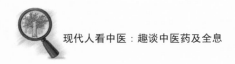

人们可以去看中医。中医看整体，西医看局部。中医只见森林不见树木，西医只见树木不见森林。两者结合，才能最大限度地避免误诊。

西医可以从细胞、组织、器官讲到系统，但是遇到器官之间的关系、系统之间的关系，西医就不讲了。因为没有人能讲得清楚。中医能讲系统，讲五脏六腑的关系，但是让中医讲器官，讲组织和细胞，中医就不讲了，因为中医的老祖宗从来只讲脏象不讲脏器。其实脏象的实体就是脏器。中、西医的五脏六腑说的是一回事。

中医完全可以对照西医的解剖图把脏象说明白，只要大家肯把一个传统表述改正过来，即把"肝、心、脾、肺、肾"这五脏的说法，改成"肝、心、脾胰、肺、肾"。在解剖图中，脾脏在人体中是免疫器官，还负责处理老旧的红血球。中医没有胰脏的说法，源于中医从来没有解剖图，只有解剖示意图。其实，清朝名医王清任早就已经在他的《医林改错》中明确地纠正了这一错误，并画出了中医脾的形状和结构，就是胰脏。只不过后人没有听从，也导致了多年来中、西医在脏腑及脏器的功能上，缺乏共同语言。

西医的基础理论是科学。中医的基础理论是哲学，它的本体论是整体观，它的方法论是辨证论治，符合构成哲学的要件。

西医是生命科学，中医是生命哲学。但是哲学一旦联系实际，从定性说明变成定量描述时，其过程就有了科学的含义。因此，中医的治疗过程与西医的治疗过程一样，都有定量的内容，都属于科学的范畴。两者都是医学，人类都需要。

中医是经验学说，是规律学说，是文化。中医是千百年来，用千百万人的生命总结出来的客观规律。规律是主人，科学是仆人。科学是为解释和总结规律服务的。可惜目前的科技手段有限，所能解释的规律还很有限。

　　中医走向科学，主要是指中医个体诊断和医治的数据化。这是信息化时代的呼唤，需要借助互联网和云端的大数据处理技术才能完成。实现数据化，首先需要所有中医师的处方，都符合建立电子档案的统一格式。然后要求医院对病人，建立诊断前的体检留档，以及治疗后的体检回访，以便对比疗效。电子档案有利于计算机自动地、定量地总结规律。当然除了体检留档和体检回访，这两端需要西医的配合外，医院必须要求中医师们的中间诊治过程，完全遵循中医传统的思路和方法，不能掺杂西医的内容。否则证明中医治疗有效的统计学取样将失去意义。这样经过统计学量化的中医治疗手段，会立即被科学化，从而让整个医疗界都心服口服。

编　者

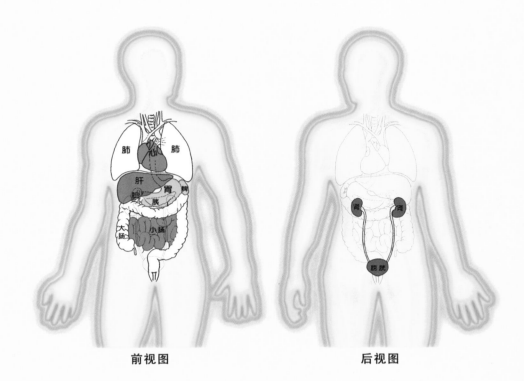

前视图　　　　　　　　　　后视图

人体常见疾病快速索引

翻到相应页码，能够快速找到您健康问题的答案

目　录
Contents

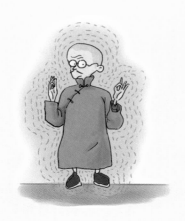

····· 上篇　学术篇 ·····

第一章　正本清源谈中医

中医基础理论不是科学，它更像哲学，是生命哲学。哲学由本体论和方法论构成。中医的本体论就是整体观。中医的方法论就是辨证论治。以致哲学"辩证法"一词的中文翻译，都是从中医的"辨证"中得到启发。

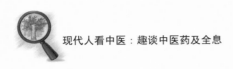

第二章　人体全息系统

第一节　全息学概论 ⋯⋯⋯⋯⋯ **44**

"面由心生"。人的眼睛会说话，人的面孔也会传神。常人在四十岁左右会变一次面相，记录前半生的善、恶、悲、喜和所作所为，使得小时候的玩伴见面突感陌生。之后的脸谱会固定下来。通常，菩萨都是慈眉善目，小偷必然贼眉鼠眼，罪犯肯定凶神恶煞，病人总会无精打采。不夸张地讲，中医的整体论其实就是天然的全息观、最早的全息观。不论脏象、面相、脉象还是天象，其中的"象"或"相"字，写法多么迥异，音同字不同，里面都含有全息的意味。

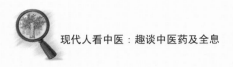
第二节　人体全息反射学说 ⋯⋯⋯⋯⋯⋯ **60**

疼痛反射很少带有欺骗性。疼痛是上帝赋予人类去求医的报警信号。疼痛有由轻到重的过程，疼到极限，也就快解脱了。疼痛也是全息的，有不同的疼法以示分类，并且已经形成独立的疼痛学说。这是西医探讨疼痛的内容。然而西医探讨的疼痛是局部的，没有脏腑疾病的指征。

第三节　人有第三套生命系统——全息系统 ⋯⋯⋯⋯⋯⋯ **66**

手机的移动互联网，平时看不见摸不着，但它们却时时刻刻地围绕在我们身边，发挥着传递信号的作用。互联网是按指定号码接通的。人的五脏六腑也有固定号码，或许其尾号连接着许许多多肢体上相关的细胞或细胞群。借用人体全息学的术语，脏腑的全息尾号连接着肢体上许多全息元与全息胚。所以一个脏器有问题，浑身都会感到不适。

第四节　特异功能（超人能量）存在吗 ················· 81

有许多人都在研究"意念场"，认为人之所求，或人之所怕都是意念，都具有能量，很可能都会成为现实。它符合普通人求财的得财，求爱的得爱，求权的得权，怕鬼的见鬼的心理。正所谓"千夫所指，不病而死"。

第五节　总结——有待发展的全息医学 ················· 84

西医不承认人体有气，自然不依靠调气治疗疾病。西医更多地是依靠药物和手术治疗疾病。因此，人体全息反射学所表述的内容，对西医们诱惑不大，与西医无缘。中医依靠气和经络为人治病，与全息学的立场、观点和方法密切相关。

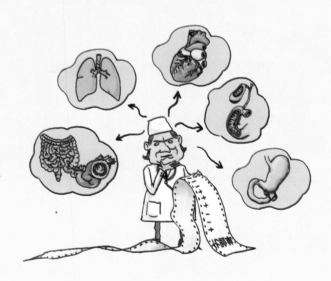

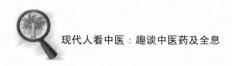

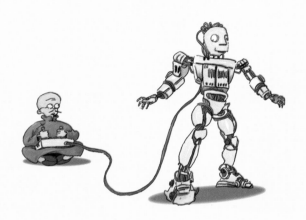

> .... 下篇　实用篇 ....

第三章　趣谈中医学

一般人感觉到天气影响心情。动、植物感觉到地气影响冬眠和播种。西医大夫们开始意识到，患有某些疾病的垂危的病人有在特定季节大面积死亡的统计规律。有时产房产子按时辰走，一拨全是女婴。过了一个时辰，一拨全是男婴。

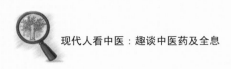

说古中医最早是巫医，并不夸张。后来才出现了道医。人们熟知的扁鹊、华佗、张仲景、葛洪、

陶弘景、孙思邈等著名中医都是道医。相传他们有透视功能，能看到病灶的位置，并能以正气驱逐邪气。气功是道医的功夫，一般儒医和佛医没有。道医的运气针灸比其他医的针灸见效快。道医使得中华医学有了长足的发展。

第三节　西医中的中医影子——顺势疗法

很多人感到顺势疗法有中医的影子。其实中医学比顺势疗法更少对抗的锋芒，更接近自然。中医治病主要依靠调气治疗。中医认为，病有虚证和实证两种形态。虚证是体内的气血不平衡所致。实证是外部的邪气因为体虚，乘虚而入所致。"正气存内邪不可干"的意思是，只要体内正气足，病灶、瘟疫等歪风邪气都进不到体内。

第四节　中医的优势

中医的天然优势，是不依赖西医的医疗设备和特制药品，就能诊病治病。特别是在荒郊野外，孤立无援，遇到突发事件，叫天天不应，叫地地不灵。此时中医的手法治疗最能派上用场。中医是文化，中医是哲学，中医博大精深。

第四章　趣谈中药学

第一节　中药治病的机理

吃中药就是接地气，药食同源，它们都是地气的果实和化身，分别因它们本身包含着寒、凉、平、温、热五性，以及酸、苦、甘、辛、咸五味，按性味归经，进入到肝、心、脾、肺、肾五脏之中，实现补虚或泻邪。因此，中药中必然包括"补"的营养要素，以及"泻"的治病要素。

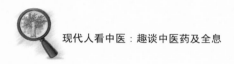

第二节　中药的个性化与大众化 ……………… **159**

中药方秘不传人的"Knowhow"，即中药方的诀窍，不仅在于方中的药名，而且在于每味药的剂量，以及各味药之间的比例。剂量可增减，比例不宜变。中药与中餐相似，同样的一些佐料，剂量不同，搭配比例不同，"炮制"的火候不同，生成的药效或菜肴的差别会很大。另外中药与中餐的制作，的确不似西药和西餐那样，"克克计较"……

第三节　中医的虚证和实证 ……………… **164**

一般来说"正气存内，邪不可干"。邪气之所以能作怪，一定有正气不足的原因。这时体外的病气、毒气，统称邪气，都会趁虚跑进了体内。这才有了中文"乘虚而入"的成语。虚证往往在疾病的后期，"久病必虚"。内伤的病也多以虚证为多，或是本虚标实，如中风。肝肾阴虚而肝阳上亢等。

第四节　常见病及适用的中成药 ·················· **180**

如果人们吃药时能顺便知道些治病机理，收获会更大。譬如因颈背疼痛，大夫给你开中成药愈风宁心片，你若发现它治病机理是"活血化瘀"，有心人就会从它能清理血管中的瘀滞，联想到对冠心病、高血压等"三高"病症的治疗。这便是"久病成医"的道理。人世间的病，用人世间的药，应当都能治好。上天生来就是这么搭配的。心善之人必有善终。因此对于多数善良的老百姓而言，他们没有必死的劫数。有时只要选对一味中药，或者中成药中有一味药对路，病情也会减缓。

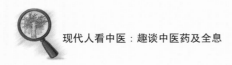

第五节　中药的剂型及服用方法

中药常见的有"汤、丸、散、膏、丹，针、酒、冲、胶、片"十种类型。中药以汤剂见效最快（自己煮的比药房煮的还好）。其次是冲剂、膏剂、散剂、片剂、胶囊剂，最后是丸剂。酒剂比较特殊，泡酒的一般用于补药和祛风湿药。丹剂起源于道家的炼丹，求长寿不老，目前不多见（仁丹除外）。

第五章　趣谈穴位与全息反射区

经络的经，表示纵向排列的主气道，如同高速公路；络，表示横向排列的辅助气道，如同国道、省道、乡间公路等。用西医的血管来比喻，十四条主经络如同大动脉，奇经八脉如同中动脉，络脉就如同小动脉及数不清的毛细血管。由于经络是气道，那么穴位就更像高速公路上的加油站。其目的就是保证公路畅通。

不论何门何派，不论反射区如何标注，手掌的全面按摩，会促进血液循环，带动五脏六腑反射区的全面响应，互相拉动，能形成正能量。但是由于人平时用手最多，敏感性差，按摩需用力。相比手部，足部和耳部由于平时很少触碰，敏感性强于手部，按摩时不需用力，便可起到调理的作用。

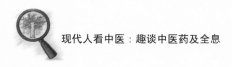

第三节 其他家庭常用调理方法 ················· **242**

盐包又称温灸包，由海盐（大粒的腌制盐）和花椒组成。中医认为咸入肾，有温补之功。利用盐的渗透作用，可深入人体皮肤内部，消除疲劳，恢复体力。花椒又名蜀椒，有温中散寒、行气的作用，伤寒方剂乌梅丸中就用到了花椒。现代医学研究表明，花椒中的挥发精油可提高体内巨噬细胞的吞噬活性，进而可增强机体的免疫能力。

附 录

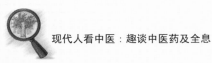

【上篇】学术篇

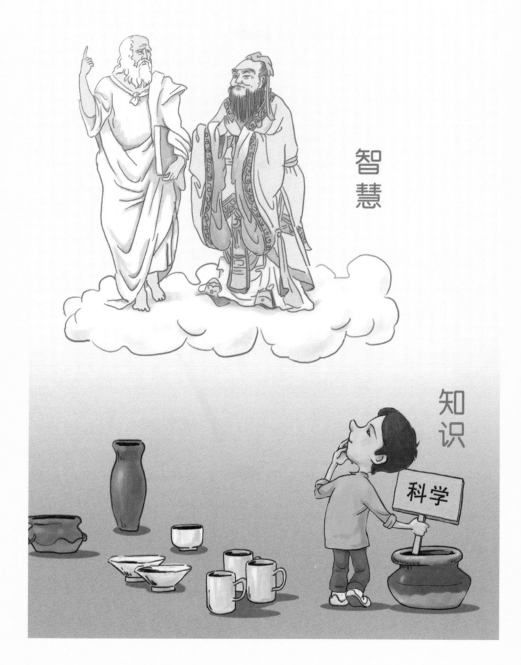

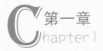

第一章
Chapter 1

正本清源谈中医

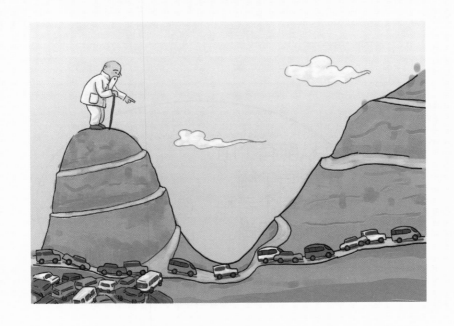

不听老人言，吃亏在眼前。古人具有的智慧远比我们高得多，他们讲的话听起来像故事，最终不断被科学证明是正确的。

"中医"便是一例。

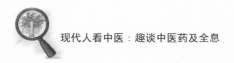

"中医"是一个故事。

凡是故事就一定有道理。许多听来像是故事的事，最后都成了真。

现代人的许多艺术创作就是无法达到古人讲故事的水平。

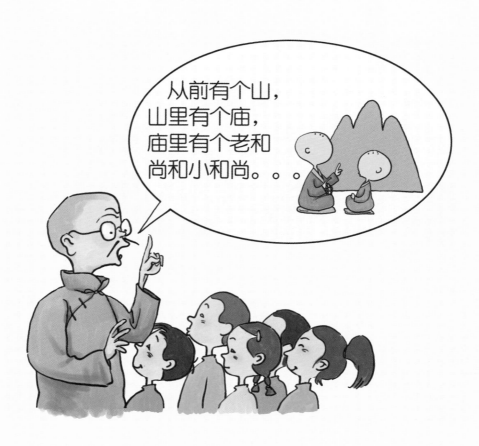

从前有个山，山里有个庙，庙里有个老和尚和小和尚。。。

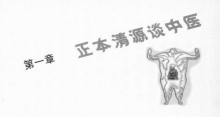

第一节 中医科学吗

世界上有一个中国故事讲了几千年，有几千个名人世世代代在不断地宣讲、充实和完善它的版本。这个故事让几乎所有欧美人士好奇，但是很少有人可以弄懂，即便在中国，也有很多人对其真实性表示怀疑，因为这个故事的整个情节和基础都看不见，如气看不见，阴阳看不见、经络看不见、脏象看不见。然而所有讲故事的人都坚信它是真的。这个故事与其他故事不同，她与每一个听故事人的生命相关，按照故事里的话去做，有时可以减轻痛苦，有时甚至可以救命。这个故事现在越发引起国外更多人的关注了，她的名字就叫"中医"。今天我们换个讲故事的方法，或许你可以听懂许多。

1. 中医基础是哲学而不是科学

中医基础理论不是科学，它更像哲学，是生命哲学。哲学由本体论和方法论构成。中医的本体论就是整体观。中医的方法论就是辨证论治。以致哲学"辩证法"一词的中文翻译，都是从中医的"辨证"中得到启发。中医的"辨证"是辨别疾病，哲学的"辩证"是辨别事物，两者之间，中文发音一模一样，只是"辨"字的字形上有细微的差别。

哲学讲的是无形的东西，即形而上的规律，如存在与思维，精神

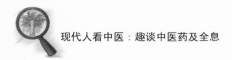

与物质等。哲学是圣人之说，其词由希腊人创造。"philosophy"（哲学）的词头"Philo"表示爱，词头与词尾联结起来，就是"爱智慧"。智慧词句经久不衰，受人爱戴。"科学"是知识之说，其英文词"science"的本意就是知识。专家有知识，他们经机构认可，有权威，通常会把简单的问题复杂化。行家有智慧，行走于民间，有经验，通常会把复杂的问题简单化。哲学与智慧没有形状，所以叫"形而上"，完全依靠人的体会和感悟。科学和知识都有具体形状和内容，所以叫"形而下"。哲学与科学两者从来就不在一个层面上，就像天上和地上，彼此无法比拟，更不应当厚此薄彼。

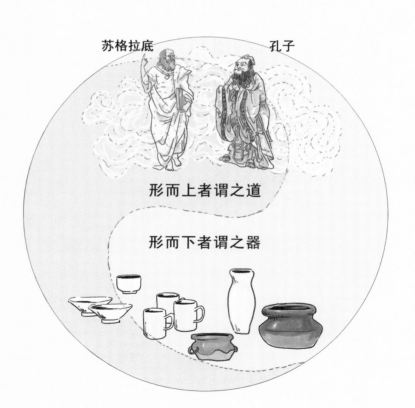

苏格拉底　　孔子

形而上者谓之道

形而下者谓之器

「形而上者谓之道」，为哲学。哲学是智慧，黄老之言，孔孟之道，几千年熠熠发光。「形而下者谓之器」，即器皿。知识如器皿，需要不断更新。中医基础理论是哲学而不是科学。

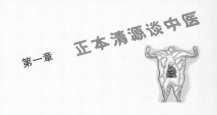

2. 哲学与科学的区别

哲学不会老化，几千年以前东西方哲学家讲的话，如黄老之说、孔孟之道，苏格拉底、柏拉图等哲学家的名言等，至今熠熠生辉，还会有人引用。相反，科学如器皿，会老化，需更新。去年的计算机杂志，今天不会有人翻阅。哲学讨论的都是形而上的事物本质，是抽象的总结。哲学研究规律，研究共性的问题。如经济学的供求定律、中医学的中医基础等都不是科学。它们不是公式推导出来的，也不是实验室的结论，它们都是客观规律的总结。然而哲学一旦联系局部实际，就有了科学的内容，如中药药理学、计量经济学都属于科学的研究范畴。

科学讲究证据和数据。科学要求可见、可定量、可定位、可重复试验、可复制过程、可证伪。科学必须严谨、自身结论在逻辑上没有矛盾、能够自圆其说。世界上变化最快的就是知识，而不变的却是规律。科学是总结规律的手段。没有科学指导，人类仍然可以顺应规律，顺应自然地去生存，去发明创造。

中文的"科学"一词取自日文，表明分科之学。一旦一门知识经过研究，分科完毕，自成系统，就不需再冠以科学之名了，如物理学、化学等。但是也有如生命科学、生物科学、信息科学等学科，尚在研究和分科之中，所以有加"科学"后缀的必要。

既然科学是分科之学。那么科学的目的是为了总结规律、说明规律、伺候规律的变化。规律只能遵循、无法改变，而说辞可以改变。规律是主人，科学是仆人，若有矛盾，一定是科学的定义域错了。牛顿力学是科学，与其有矛盾的爱因斯坦的相对论也是科学。科学有派别，

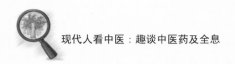

可以争论，可以互相证伪。然而规律却无法争论，也无法证伪。谁吃了巴豆都拉稀，谁吃了黄连都止泻。究竟为什么？说法有争论，科学尚不能完全说清楚，但那是颠扑不破的规律。

在中世纪，科学因手段有限，羽翼未丰，还未形成独立的学科。古希腊的科学只是哲学的分支。后来随着科技发展，科学逐渐独立出来，成为一套有完整系统的学说。科学被用来专门针对那些局部的、个别的、通过定义域，可以用数据定量说明规律的领域。哲学被用来专门针对那些全局性、普遍性、指导性、只需要定性不需要定量、不需要精确描述的领域。世界上大部分问题都是哲学问题。哲学从来就是高高在上，从来就是用本体论和方法论解释社会的。哲学管全局，科学管局部，它们之间是互补的。

哲学给予科学总的指导，同时从科学中吸取新知识，做出新的全局性的总结。哲学和科学都要联系实际，才有说服力。哲学作为规范引领人类的实践活动。科学则按照规律，预言将来的现象，并将按照预言的正确与否，来证实或证伪自己的理论。科学的结论不会因人而异，没有阶级属性。因此科学，从来就不是判定别的学说生死对错的判官。问中医是否科学，如同问一个孩子，"你爸是你儿，还是我儿？"一样，本身就是伪命题。

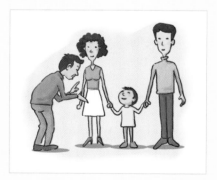

问中医是否科学，如同问一个孩子，"你爸是你儿，还是我儿？"。用伪命题去讨论哲学、文化等人类创造的精神财富，是不会有正确结论的。

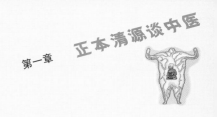

3. 科学原教旨主义的危害

1919年发生在中国的"五四"新文化运动，有一个后遗症贻害至今，就是科学主义的异化。科学主义只认自然科学。文革是动辄谈革命，如今是动辄谈科学。似乎只有"科学"才有生存的权利。别的都是异端邪说，都有罪，都该死。有些人比下令烧死捍卫哥白尼学说的布鲁诺的罗马天主教还顽固。他们以自己圈定的自然科学为"法律"，道貌岸然、钦定真伪、裹挟媒体、禁锢思维，排斥其他一切异己学说。他们自己干不了，还不许别人试。这是科学原教旨主义的极端的主张，造孽不浅。

面对人类多元化的社会趋势，该主张应当休矣。否则中国的科技和人文都无法进步。著名的"钱学森之问"，就包含了钱老临终前对这伙人的肆无忌惮的不满。作为自然科学家的他，晚年研究人体生命科学，竟然也受到打压。因此更不用说那些研究生命哲学的中医人士，所受到种种不公正的排挤和打击了。

作为生命哲学的中医学博大精深，是常人无法理解的。世界上并非只有"科学"才有生存的权利，才是唯一正确的。哲学的研究一旦联系实际，就有了科学的含义，就可以以数据定量说明了。

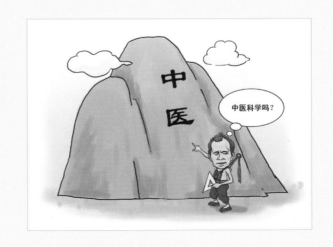

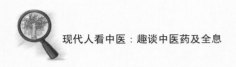

第二节 中医与西医是两种不同的理论体系

1. 中西医的比较

中医是规律的总结。中医的理论是哲学，中医是以哲学思维为基础的学说。西医的理论是科学，西医是以科学思维为基础的学说。中医与西医是两种不同的理论体系。

如前所述，哲学研究的是宇宙变化的统一的规律。它把整个世界作为自己的研究对象。因此，中医是以天、地、人为一体，讨论如何依靠阴阳和五行等客观规律来辨证的生命哲学（Life Philosophy）。这个生命主要指人体生命。科学则旨在研究自然界和人类社会的某一方面或某一领域的运行规律。从某种意义上说，西医是研究人体生理反应及病理反应、研究疾病与健康的生命科学。当然，生命科学（Life Science）内容丰富，除了研究人体医学外，还包含了研究生命现象、生命能量、生命活动的本质及特征乃至运行规律等内容。另外生命科学还包括了生物进化的研究，如有机物来自无机物，无机物来自宇宙尘埃的研究等。

从形而上的角度看，中医就像空中美丽的浮云，看着有形，但又模棱两可，如影随形，非高人难以参透。形而上学说的往往是智慧，其灵魂亘古不变。形而上的理论和原则一旦联系实际，运用到具体的人和事物，产生样本数据，并在人类的实践中取得成效，就变成科学

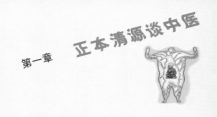

的一份子了。因此在社会上，中医学、经济学、法学等学说，又有社会科学或人文科学的属性提法，受辖于科学发展观。

从形而下的角度看，西医如同地上多姿的流水，形态可见、特性可测、流传有序、边界清晰。但是水也非一成不变，它和云彩一样，也可以被污染和改向。如中、西医都存在医德低下，以过度检查和过度治疗为生财之道，甚至有图财害命的丑恶现象，需要通过规范和检查才能够消除。在正常的社会中，西医的治疗，是一种理论指导和数据采集的科学实践过程。中医的治疗，也是一种理论指导和数据可以被采集的科学实践过程，两者都可以不断规范和改善。

目前，西医已改称自己为现代医学。现代医学的理论起源于 17 世纪的中东和波斯地区。其理论包罗万象，不专属于任何专业、民族和国家。现代医学本身就有科学的烙印，就包含了中医。中医与西医相辅相成，生命哲学与生命科学相得益彰。中医与西医在这种高层面的结合，将是一幅多么诱人的前景啊。

2. 人有两套生命系统

人有两套生命系统。一套归西医管，另一套归中医管。宇宙万物与人的生命都非常复杂，我们所看到的和所知道的都非常有限，还有许多是我们看不到的和还没有认识的。打个比方说，宇宙有两种物质，明物质，如星球；暗物质，如灰洞。人类也有明、暗两套生命系统。明物质是建立在尸体上的西医的解剖系统。其中可以看到脏器及血管、淋巴、神经管等连接。暗物质是建立在活体上的中医的经络系统。

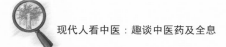
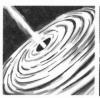 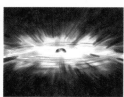 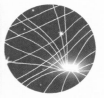

宇宙间有两种物质，一种是明物质，另一种是暗物质。明物质如无数的银河系、太阳系和行星，都是可见的；暗物质如灰洞，看不见，但它会把邻近的星球吸进去。

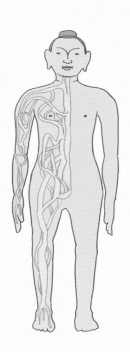

人也有两种系统，一种是明系统，即解剖系统，另一种是暗系统，即经络系统。解剖系统发现于尸体中，经络存在于活体中。经与络，如同隐形的高速公路与国道，不可见。

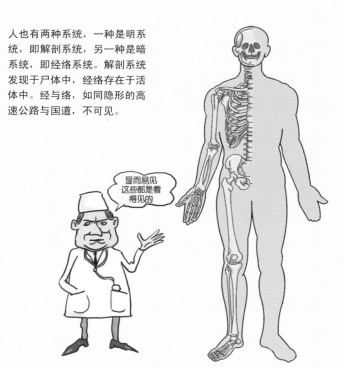

显而易见这些都是看得见的

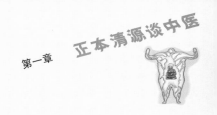

经与络，如同隐形的高速公路及国道。它们同血管一样，也连接着五脏六腑。经络就是人的气道。它既可以接受宇宙间的正能量，也可以被负能量打扰。

气在脏腑组织中有各种运动，又称为气机的出入升降。气不通，脏腑一样犯病，症状有时很像西医的冠心病、高血压或糖尿病等与血液相关的病。西药通常是通过进入血管，通过改变血液中的组分，或通过刺激或抑制人体的免疫、神经或内分泌系统，来治疗疾病的。中药既可以进入血管治疗血管里的疾病，同时也可以进入气道，治疗气道里的疾病，如活血化瘀、理气行气。对经络疾病西医通常查不出来，因为经络系统的病根本不归西医管辖。最常见的例子有"五十肩"。西医认为"五十肩"源于韧带钙化，关节磨损及黏连等可见原因，除了打"封闭"或开刀剥离之外，没有太多的方法。但是中医治疗"五十肩"，根本不理会什么钙化或黏连。反而用按摩或针灸，三下两下就见效。中医讲的就是气的一元论，治的大都是"气血"不通、经络失衡的病。

人们看病，选择西医还是中医，应当遵循的原则是：对于解剖系统能讲明白的病，应当去看西医。对于解剖系统说不清楚的病，特别是那些西医称为"退行性"的疾病，应当去找中医。中医不仅会治退化病，还擅长治未病。

中医对治未病、治已病或治退行性的老年疾病，大都是依靠三种疗法，即手法调理、药食治疗，还有器械理疗。器械理疗，不是中医特色，中、西医都有，本书不予展开。中医手法调理又包括：砭石刮痧、经络推拿、穴位针刺、艾灸、药物熏蒸、走罐拔毒、刺络放血和气功调理等。

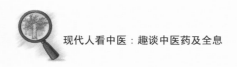

3. 中、西医治未病的分别

中、西医都有治未病的概念。中医叫养生，如某某养生馆。西医叫保健，如中央保健委。但是归根结底，治未病的概念来自中医。中医治未病包括预防得病和预防病灶的传染两层本意。西医近年来以促进营养素平衡、增加适宜的锻炼等思路，引导大众在饮食结构上，在体力运动上，养成良好的健康习惯，从而达到少生病的目的。其中也有治未病的意思。治未病针对的对象，是社会上数量庞大的"亚健康"群体。

中医是治未病的正宗。从《黄帝内经》起就有"上工治未病"的说法。长久以来，中医主要是靠手法调理和"药食同源"来治未病的。不足的是中医的手法调理，容易迁就懒人，属于被动锻炼。中医师通过他们的手法，疏通客人或患者身体的经络、增加肌肉的运动、促进血液循环，达到部分主动锻炼的效果。因此许多富人懒得运动，沉溺于按摩。另外中医治未病，除了手法介入、饮食体验，还可以有音乐疗法、心理辅导、禅宗启迪等等精神疗法。

4. 中医的经络系统

（1）中医的经络系统与西医的解剖系统

中医治病以经络系统为基础，西医治病以解剖系统为基础。解剖在尸体上完成，经络存在于活体之中。人一咽气，气道就闭合了。西医的外科手术，虽然是发生在活体上，但同样看不到经络。这是由于

14

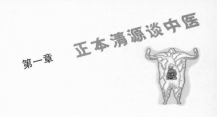

所有手术的注意力,并非为了寻找经络的走向,其创伤面当然越小越好。另外,人体的气,是在某种状态下能够被人感觉到,但却看不到的物质。在紧张的手术中,医生是断断觉察不到气及气道经络客观存在的。解剖的目的则不同。解剖就是为了解人体组织和结构,面对尸体,可以"庖丁解牛",大刀阔斧。

　　西医的解剖系统奠基于1543年前后,主要来自在比利时出生的维萨里(Andreas Vesaliua),他顶着宗教界的压力出版了解剖学的权威著作《人体构造》。解剖图奠定了现代医学(简称西医)的基础。

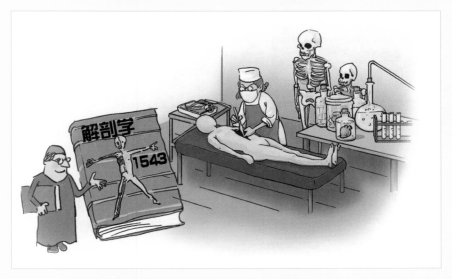

1543年,维萨里出版的《人体构造》确立了解剖系统,解剖系统奠定了西方医学的基础。

　　此前的西医没有系统,也是误打误撞,东试西试。中医有刺络降温,西医有放血降温。传说200多年前,美国开国总统华盛顿就是被西医放了2000多毫升血而丧命的。此外,可卡因也是西医在发明抗生素之

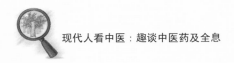

前普遍使用的药品。1941 年珍珠港事件爆发，美国罗斯福总统在向日本宣战前，鼻窦炎发作，非常难受，西医为其开出的药品就是可卡因。

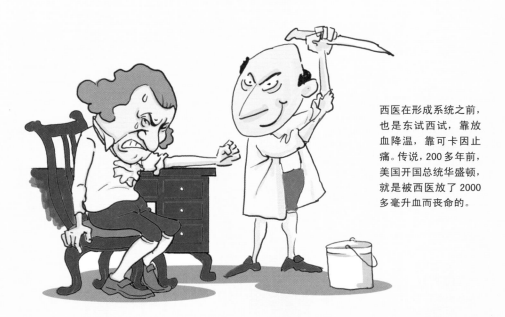

西医在形成系统之前，也是东试西试，靠放血降温，靠可卡因止痛。传说，200 多年前，美国开国总统华盛顿，就是被西医放了 2000 多毫升血而丧命的。

自从有了解剖图，西医逐渐形成了系统。然而，西医的十大解剖系统，彼此独立、只有生理连接，没有功能上的契合。随着科技发展和分工的细化，这种独立更加明显。每个人只了解他分管的专业，变得越来越细化。有时看一个器官需要几个科室大夫合作。不少西医自己都抱怨，西医似乎演变成了科研机构的技术工种，变得越发无法看病了。

中医一开始就有系统，即按经络系统治病。2000 多年前就知道循经刺络（放点小血降温），还有针对经络的砭石按摩、针灸，拔罐和草药等方法和手段。相比之下，经络系统比解剖系统的历史要久远得多。

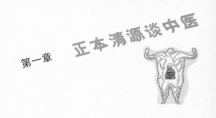

　　经络的概念来自 2000 多年前，记录在黄帝与岐伯对话的《黄帝内经》一书中。炎帝、黄帝分别是中药与中医的鼻祖。炎帝就是神农。黄帝还是那个黄帝。传说神农尝百草日中七十毒，才有《神农本草经》问世。《黄帝内经》是中医的圣经，《神农本草经》是中药的圣经。中华民族都自称是炎、黄子孙。炎黄子孙不能数典忘祖，更不应辱骂和蔑视祖先的文化遗产。

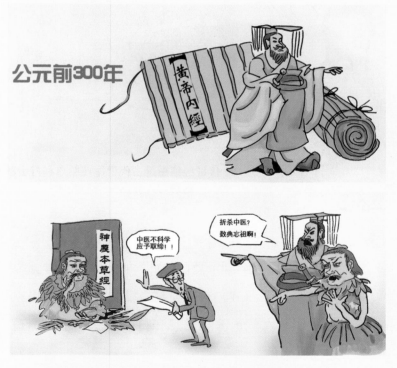

《本草经》和《内经》是用炎、黄二帝之名总结的客观规律，是中国古人的智慧结晶。2000 多年前的炎帝与黄帝分别创立了中药学与中医学。中国人都号称是炎黄子孙，不能数典忘祖。

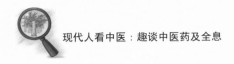

（2）中医经络的证实

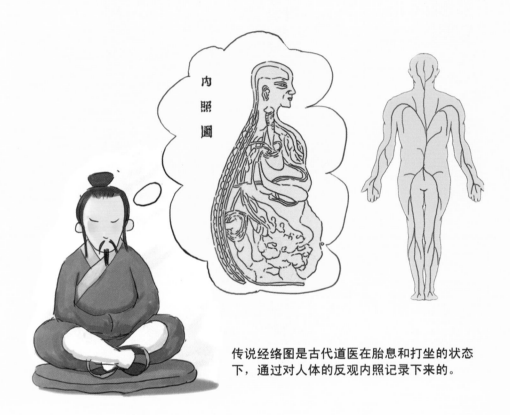

传说经络图是古代道医在胎息和打坐的状态下，通过对人体的反观内照记录下来的。

中医没有解剖图，只有解剖示意图，如"内照图"、"修真图"（"修真图"曾随文成公主嫁入西藏），以及"存真图"。中医更重视的是经络图。传说经络图是古代道医在胎息和打坐的状态下，通过对人体的反观内照，记录下来的。

在现代，中国科学院生物物理所终身教授、著名的生化专家祝总骧先生，利用测量声音在经络中共鸣高亢，以及电流在经络中电阻率

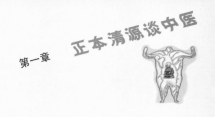

明显降低，证明了在人的活体上，存在如同空心管道的经络。（详见
http://www.tudou.com/programs/view/rc8OrEGfkes/）。

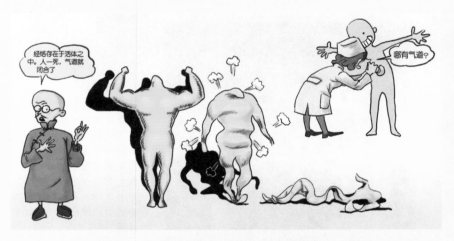

人体经络是气道，与血管、淋巴管、神经一样也连接着人的五脏六腑。但经络仅存在于活体
当中，人若没有了生命，也就终止了经络。人活一口气。

　　另外，无独有偶，德国席根大学的生物物理学家张长琳先生利用
可测量光子个数的、极为敏感的光电倍增管（photomultiplier tube）证
实了不仅佛像有金色的"佛光"，而且我们每个人也都浑身环绕着七
色"佛光"。

　　张长琳教授在《人体的彩虹——见证科学底下的经络奥秘》一书
中写道，"根据物理学原理，电导与电场强度成正比。所以从体表的
电导分布，就可以得到体内电场分布的许多资讯。也就是说，我们可
以通过体表电导测量，来看到体内'佛光'的大致形状。幸运的是，
我们的老祖宗已经在针灸书上把这个内在'佛光'的形状用所谓的'经
络图'粗略地画了出来。"

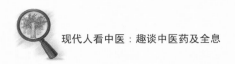

此外，张长琳教授运用环境电磁波、声波、电阻、电导等自然科学方法，解析到人体的电磁波、声波与人体经络的关系。

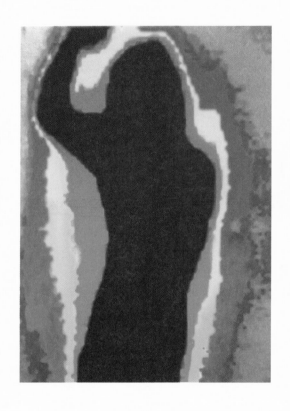

这是用真实的仪器拍摄出来的人体的气的照片。我们每个人浑身都环绕着这种七色"佛光"，我们的老祖宗已经在针灸书上把内在"佛光"的形状，用所谓的"经络图"粗略地画了出来。

在上海，复旦大学的丁光宏博士已经发现，本无序排列的毛细血管，唯独在穴位处呈现与经络平行的特殊排列。在北京，有专家尝试沿经络注入染色的微量物质，印证脏与腑的特定对应关系，结果两者间发现有染色物质的传递与接收，证明经络存在。

虽然中医的经络，至今用常人的肉眼仍然看不见，但循其治病，

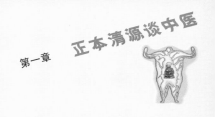

的确有效。因此，以经络为基础的中医针灸和按摩，为世界卫生组织所承认，并且逐步进入到各国医疗保险公司的报销目录中。

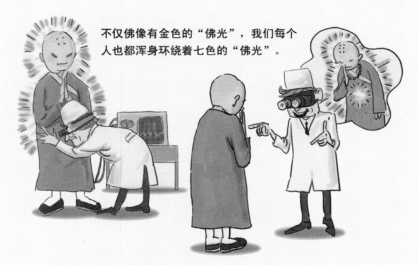

不仅佛像有金色的"佛光"，我们每个人也都浑身环绕着七色的"佛光"。

只可惜医学界有太多的生物化学家，太少的生物物理学家。中医的气的现象对生物物理学家来说，更容易理解和接受。人体的气是无形的，一般肉眼看不见，但客观存在，是身体的活性物质，可以用科学的方法检测出来。整个中医中药最终都要落在气的层面，中医是通过调气来为人治病的。

(3) 中医的经络中有血吗

经络不含血管。近年来有科研人员发现，有的经络遇到血管时，就会平行而行。经络里没有血，也没有水，只有气。针刺经络上的穴位，如果见血，可能是位置稍有偏差，扎到了毛细血管。

中医曾经有说法，"离经之血为之瘀"，"离经之水为之痰"。此话很精辟。稍有不足的是，血瘀不是离开经脉，而是离开血管。那时古人们不懂解剖，讲的是广义的经脉。中文自古就有血脉相连的说

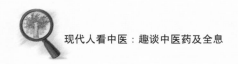

法。古人从不讲血管，可能把血管包括在经络中。人体的气道，即经络，的确与人体的五脏六腑相连接。否则中医不可能通过经络治好脏腑之病。气通过脏腑可以给血液加压。

目前有人越来越怀疑，单凭心脏收缩和舒张产生的压差，是否足以推动全身血液的循环，特别是心脏血压能否足以抵抗脏器的阻力，实现微循环。现已查明，人类心脏静息时可以输出 1.4W 的功率，剧烈运动时可达 16.8W。显然这点功率不足以将血液压送到全身各脏器、人体四肢，以及所有的毛细血管。

气可以推动血的运行，到达人体的细枝末节。所以中医惯讲"气血"。如"气为血之帅，血为气之母"。这表明了人体之气来源于血液的气化，故血为气之母。气又反过来推动血液循环，掌握着血流的节奏，故气为血之帅。在实际生活中，人们都会理解气滞会造成血瘀，也会造成水湿。气滞血瘀、水湿内停等会连累脏腑，可能引起与高血压或冠心病等病症类似的生理反应。

在多数情况下，血管壁硬化、狭窄，心脏出现器质性病变或坏死，所引发的高血压或冠心病，若被西医确诊了，病人深信不疑。按说这就是板上钉钉的器质性疾病。但其中仍有真、有假。如果按中医治疗，经过活血化瘀等处理后，血管壁上的"锈斑"或血管中的血栓"垃圾"消失，心脏器官复原，那么先前判断的"器质性疾病"，仍然属于假性的。

在中医看来，一些西医确诊的病症，实际上可能是相关脏腑的经络不通，或气血不足等原因造成的。中医从经络理论调理气血等，是人类治病的另一种有效途经。

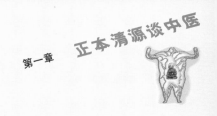

第三节 中医与西医各有所长，两者都能治病

1. 什么病该看西医，什么病该看中医

西医有先进的仪器设备，而且有"三素"作为依靠，即抗生素、激素和维生素。西医特别擅长急诊、体检和手术。因此有这些需求的人，应当去看西医。西医的外科手术令中医望尘莫及。遇到器质性病变的手术切除或脏器更换等需求，病人应当去看西医 [1]。

总而言之，对于器质性疾病，对于解剖系统能检查出来的疾病，对于有体检、急诊和手术要求的疾病应当去看西医。对于功能性的疾病或解剖系统检查不清的疾病，应当去看中医。似乎可以这样分工：气道就是经络，人眼看不见的气道，如果出现问题，应当归中医管。其他人眼看得见的"管道"，如血管、呼吸道、淋巴腺、神经网等出现问题，应当归西医管。其实，中医与西医之间没有根本的对立，他们本应当就是好朋友，互相取长补短，共同为患者服务。

中医擅长调整人体功能性的疾病。中医压根没有器质性病变的概念，都是按功能性的障碍调理。真到了器质性病变，就"无药可治"了，中医就放手了。

注 [1]：西医是现代医学的简称。现代医学强调人体疾病，除了生物、化学和物理因素外，还有社会和心理因素，这亦是整体医学的概念。另外，西药除了"三素"外，还有降压、降糖、麻醉药等上百种改善功能、减少痛苦的药，还有溶栓和抗心律失常药等救命的药。

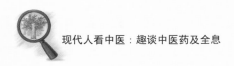

古人说"药医不死病"。一般来说器质性的病变多为病理性的，不少有遗传因素。器质性的障碍，有些生理性的反应，可以通过功能性的调理得到改善。

在实际生活中，多数人都是先得功能性疾病，治疗不好，才转为器质性的。如同材料学里的弹性变形，总得不到改善，最终变成了塑性变形。有些疾病开始不严重，扛着不治，才转成器质性的疾病，最后可能遭遇手术的切除。但是也有些疾病，西医坚持要手术，患者不同意，希望保守治疗，又转求中医，结果奇迹发生了，脏器复活了，疾病消失了，证明是功能性的障碍。西医不服气，有人嘲弄，"中医是糊里糊涂治好病"。中医不服，有人反驳"西医是明明白白治死人"，不信你去看太平间的挂牌，个个的死因都写得清清楚楚、明明白白。可惜就是没法治。中、西医都有误诊，但是功能性疾病的误诊比器质性疾病的误诊对身体伤害小。

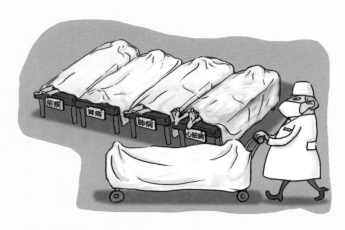

解剖系统能看到的疾病应先去找西医，西医擅长急救手术和体检，眼里全是器质性的疾病。去太平间看看挂牌，每个人的死因都写得清清楚楚，西医有可能"明明白白治死人"。

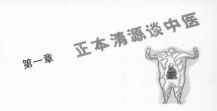

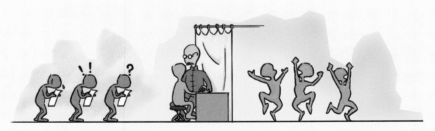

解剖系统查不出来的或说不清的病可以去看中医，中医擅长治疗功能性的疾病。许多人看中医是因为西医看不好了，或是太贵了，抱着试试看的态度去看中医，结果奇迹发生了。中医有可能"糊里糊涂治好病"。

中医认为，中医有完整的理论和系统，经得起实践的检验和推敲，并非糊里糊涂治好病。中医的治疗效果其实具备了大量当代循证医学所要求的证据样本。只不过目前尚无人对这些样本，按照统计学所要求的模式去进行"科学化"的包装和整理而已。

2. 如何对待体检指标

西医的体检很先进，而且越来越人性化。但是给出的体检指标没有注明是功能性的，还是器质性的，出现了大量的"指标型"、假性、疑似性患者，如假性糖尿病和冠心病等比比皆是。治疗一段时间，搞不好会弄假成真，一辈子离不开药物。

由于西医诊断某种疾病的指标是以统计学为基础的，绝不能因多数人在指标内正常，就说在指标外的人一定不正常。人都有个体差异。人的血压也不可能从生到死都不变化。有的人因遗传，天生就是血压高。本来活的好好的，没有身体不适，结果体检查出血压高，成了心理病。因此指标阳性的病人，必然少不了假性的问题。更何况每台仪器给出

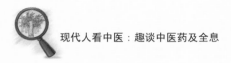

的数据都会有误差。

特别是中国人及亚洲人，几千年以素食为主的习惯已植入基因。面对生活改善后的大量肉食，自然会造成血脂或血糖的指标升高，这需要一、两代人的基因进化才能适应，不应当急于按器质性疾病治疗。如果政府早年不对肝炎指标做适当的调整，或许今天的中国，到处都是肝炎病患者。建议政府有关部门以及世界卫生组织，应当考虑重新调整确诊疾病的各种指标，尽量去除假性概率，从而减少大家共同承担的医疗费用，及降低公共的心理负担。

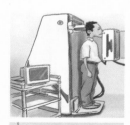

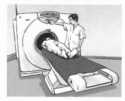

西医的仪器设备可以确诊疾病。但仪器越先进，分科越细，疑似和假性指标的"病人"就越多，个个垂头丧气。许多大夫也越来越懒，只会看指标开药，不再看病了。

当今在体检指标公布中最缺乏人道的，是对癌症患者的告知。这无异于雪上加霜。癌症本来大都是心情病。通常傻子、老年痴呆、兴奋型精神病患者等，没心没肺，所以几乎不得癌。坏心情最损伤免疫系统。将癌症告知患者本人，会徒增心里负担，损伤免疫系统，加速癌细胞的扩散和患者死亡。有的人得了癌，自己不知道，一活就是十年。很多癌症患者都是精神高度紧张，而被吓死的。

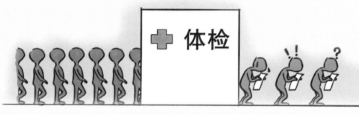

体检指标公布中最缺乏人道的，是对癌症患者的告知，这无异于雪上加霜。坏心情最损伤免疫系统，很多癌症患者就是被吓死的。

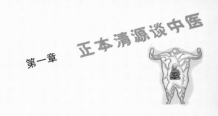

科技越发展，指标越细腻，这类"指标型"假性患者的人数会越多。由于这套定期体检的制度存在投资商机，而且符合许多人总怀疑自己有病的心理暗示，所以很有市场。体检的目的是发现疾病及时治疗，因此体检中心应当进一步帮助体检者，分清不正常的指标属于功能性还是器质性的。功能性是假的，器质性是真的疾病。若谈"指标"色变，不区分是因功能性失调引起，还是器质性病变造成，一开始就按器质性疾病治疗，很可能会弄巧成拙。若这些假性患者，先试试中医活血化瘀或用疏肝理气的方法，或许各种指标就会降下来。

体检中心还应当坚持体检与科普相结合，制作相关视频节目，普及人体和养生知识。通常不注意保养的车爱坏，而且车越修越坏，病越看越多。个人及社会的医保开销也会越来越大，最后大家都会负担不起。各国基本都存在着医保负担不断恶化的通病。

3. 中医治病的正规军和游击队

对多数人来说，西医认门、认医院，中医认人、认大夫。看中医，治好病，尤其要找到好的中医大夫。现在的医院都有中医科，医生都是科班出身。然而少数中医大夫妄自菲薄，自己都看不起中医。他们举手投足处处模仿西医，"中医西治"，动辄就开化验单，看了化验单就开处方，出了问题自己没责任。这种既不四诊合参，又不辨证论治的做法是

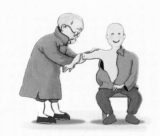

中医的诊断不需要仪器，中医的手法治疗也不依靠先进的设备。荒郊野外，几根银针，几把草药，也可治病，但是必须找好中医。西医认门，认医院；中医认人，认大夫。

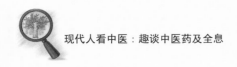

自毁长城，令许多真心看中医的患者心寒。

其实除了中医院校培养了大批"正规军"，充实了中医的队伍外，中国的传统道医、佛医和中国的民间医生中，蕴藏了许多虽无行医执照，但有特殊本事，能治好病的"游击"人才。他们是中医的天然传承者，值得政府部门去"自然保护"和分步挖掘。

目前中国法律上的"非法行医罪"，界定模糊，语焉不详，而且起刑点过高。如抢夺罪的起刑点是三个月，抢劫罪的起刑点是三年，制造伪钞罪的起刑点是六年，而非法行医罪的起刑点是十年。这对中医的发展不啻是一种打击。真正的非法行医应当取缔，但不可轻罪重判。对于没有造成严重后果的真正民间游医，应当参照有牌照的医疗事故一样，网开一面。

中国文化的传承从来都是民间的传承。对于民间中医应当保护和挖掘，鼓励师承，加强在职培训，建立信用档案，实现传承备案并发放牌照的地方管理制度。

大陆目前发放全国性中医牌照的政策上严重地倾向西医，比如大多数想拿中医师执照的人，不仅需要参加多门的中医考试，而且还需要参加大量的西医课程考试，显然有失公平。为什么西医师的执照考试，不考多门中医课程？若照此法此理，所有历史上的中医名医如扁鹊、华佗、张仲景、孙思邈、李时珍等岂非都要终身"非法行医"，而且一辈子也休想拿下医师牌照。有了此种牌照，也不见得就真能看病。因此对于发放中医师牌照，需要广泛征求中医们的意见，在制度上做彻底的改革。中国人不能自己打压中医。

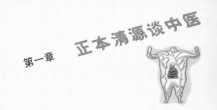

4. 中医见森林，西医见树木

西医与中医，前者是看得见的"手"，后者是看不见的"手"。两手都有用，两手都能治病救人。在普通人的印象中，西医看微观，中医看宏观。西医只见树木，不见森林；中医只见森林，不谈树木。西医是局部观，按规程，就是头疼查头，脚痛医脚。中医是整体观，头疼可以医耳、医手、医脚，循行十二经脉，可以远端治疗。中医与西医，尺有所短，寸有所长，各安天命，相辅相成。

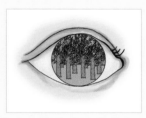

中医看宏观，只见森林，不谈树木，认为天气、食物对人体都有影响。

虽然西医从"微观"上，能把人看透，甚至能够通过显微手术，改善人的细部，直至修复人体的 DNA 缺陷。但是若把所有局部都连

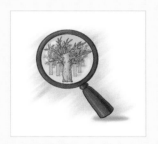

西医看微观，只见树木，不见森林，头疼医头，脚痛医脚，天经地义。

在一起，让西医们讲清它们之间的关系，他们便无语了。在西医眼里，局部与局部，如骨头和肉，完全是风马牛不相及的不同组织，更不可能与任何脏器扯上必然关系。在中医的道理中，骨头与肾相关联，肉与脾相关联。如果肾或脾有毛病，肯定会引起骨头或肌肉的不适。

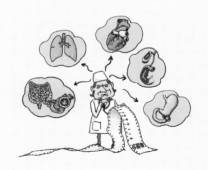

在西医眼里，局部与局部，如骨头和肉，完全是风马牛不相及的不同组织，更不可能与任何脏器扯上必然关系。西医的十大系统是相互独立的，彼此之间没有关系。

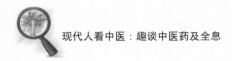

经验表明，任何人的肝、心、脾、肺、肾有毛病，概莫能外地会分别引起头、胸、椎、肩、股（腰股）以及筋、脉、肉、皮、骨的对应的疼痛。此类五行规律被总结，得益于中医的整体观。

中西医结合需要"翻译"和理解，取长补短，在功能和器质的修复上，各尽其能。

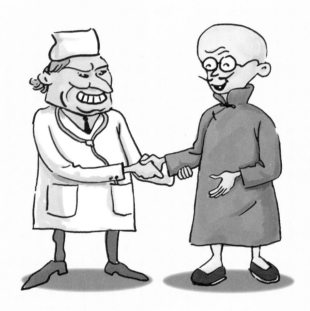

5. 中医的"病证"与西医"病症"的区别

同一个人，同一种病，疾病的名称，中、西医的叫法却大相径庭。西医把所有疾病都称为病或"症"（现在更时髦的叫法为"征"，表示征兆，疑似）。中医称为"证"。"症"与"证"，一音双字，表明了西医与中医不同的分析思路。中医的"证"表示一类疾病发展到某一阶段的病变本质或病因。"症"只是"证"的不同症状表现。

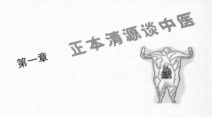

第一章

6. 中医的虚证与实证

相传周恩来总理有一次在记者招待会上，遭到不友好的西方记者刁难：请问总理先生，你知道中国有多少厕所吗？周总理笑了笑，不假思索地回答：两个，一个男厕所和一个女厕所。

要问西医一共多少种病？有人会说两千多种，也有人会说三千多种。其实基因性疾病目前就有两、三千种。随着科技的发展，随着研究生、博士生的毕业，西医的病名数量还会与日俱增。

但是要问中医有多少种疾病？回答会和周总理一样：两种，一种叫虚证，一种叫实证。虚证是内病，即体内阴阳失衡引起的。实证是外病，即宇宙间负能量引起的。

中医将疾病归类为两种，即虚证和实证。虚证是内病，即体内阴阳失衡引起的，如气虚、血虚、阴虚、阳虚。实证是外病，即宇宙间负能量引起的，如风、暑、湿、燥、寒、（气）滞、（血）瘀、（食）积、（外）伤、（痰）饮、虚（精）、上（火）、温（疫）。

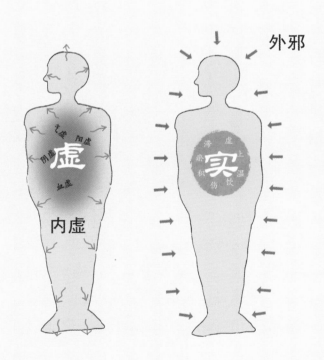

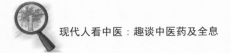
（1）中医的虚证

中医有虚证、实证之分。弄不清虚实，你最好别碰补药和泻药。中医的虚实与我们生活中感觉到的虚实没关系。中医的虚证全是内在的，是体内阴阳失衡造成的。实证全是外因引起的。

青少年很少有虚证。人到中年以后身体会发虚。老年人一般都有虚的表现。另外，"久病必虚"，长期生病的人，也必然有虚证。归根结底，虚证是体质虚弱的表现，多数是由内因引起的身体不适，所以需要进补，"虚则补之"。对于虚证，我们后面有大量的篇幅按气虚、血虚、阳虚、阴虚进行分型辨证，以及介绍各自进补的方法。

凡是有人出现不发烧，却怕冷怕热；或没得病，却懒言少语、疲乏无力；或不发炎，却头晕目赤、口舌生疮、牙疼难忍；或没坏肚，却腹痛喜按、便溏、便秘等症状，基本可以判断是患了虚证。一般来说，阳虚的人怕冷，阴虚的人怕热，气虚的人乏力，血虚的人苍白。得了虚证，解剖系统是查不出原因的，应当去看中医。西医压根就治不了虚证。

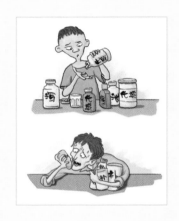

中医有虚证、实证之分。弄不清虚实，你最好别碰补药和泻药。得了实证再吃补药，将会引邪入里，无疑是雪上加霜。

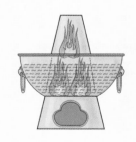

虚证如同涮羊肉的火锅。阳是锅里的炭火，阴是锅里的水。炭火少了，锅"阳虚"了，锅子会凉下来。锅里的水少了，表示"阴虚"了，锅子会发热。西医治不了虚证。

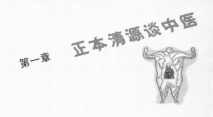

（2）中医的实证

除了虚证，其他形形色色的症状，在中医眼里大都被认为是实证。实证都有外部原因，有"外邪"入侵。

实证全是外来的，是外部原因造成的。所谓不内外因，其实还是外因。传统中医把情绪影响，把痰，把饮食，把虫等对人体的伤害称为内因。把房室伤、金刃伤、汤火伤、虫兽伤、中毒等称为不内外因。三因括约，合并同类项后，中医大家秦伯未提出了十三纲要，简化了中医的病因，减少了无谓的争论。在明眼人看来，没有外部设局或刺激，人的情绪会和僧人一样稳定。说到底，情绪应归外因。另外不内外因中列举的某些因素，也缺乏硬邦邦的理由。尤其是虫子，由于食用了残留在食物中的农药化肥，人们的肚子里基本没有虫子了。按说残留量应当列入外因。中医对病因的提法应当改革，与时俱进。否则若抱残守缺，将失去说服力。

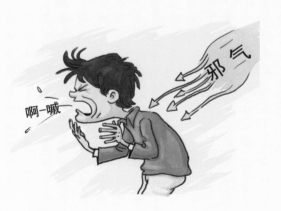

邪气

啊一嗝

中医认为除虚证外，其他都是实证。实证都是外来的，需要泻，即通过呕吐、吐痰、发汗、排泄等方法，将邪排出体外。

中医认为，对实证需要疏泄，所以"实则泻之"。学习中医，要记住虚、实的分类原则。任何一个病证可能是虚证，也可能是实证，

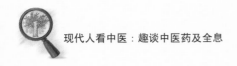
更可能是虚实兼有，如体虚之人又招了外邪，就是虚实兼有。

中医的血瘀、痰饮、水湿等症状看起来在体内，甚至有人将它们作为遗传，列为先天体质。其实它们都是实证。瘀、痰和湿是近代人高发的疾病，既不属于寒证，也不属于热证，应当成为当代中医研究的重点。

另外判别中医"虚、实"有一个简单的方法，从药的性质上判别虚实。虚证可以进补，但实证不能进补。实证会越补越坏。血瘀、痰饮、水湿只能泻不能补，故为实证。对于实证只能排泄、疏解。进一步讲，如何给病邪以出路，如何尽快将邪排出体外，别让病邪留在体内折磨自己，也正是甄别医家医术高明与否的试金石。

中医的阴、阳、虚、实、寒、热、表、里这八个字，是"八纲辨证"的精髓。阴阳为总纲，虚实反映了疾病的正邪斗争，寒热反映了疾病的性质，表里反映了疾病的位置。具体而言，虚证是内因引起的疾病，如阴虚、阳虚等。所谓"察色按脉先别阴阳"，就是要先看体质有否虚的内因。后面的寒、热、表、里四个字，多与实证（外因引起的疾病）有关，或与虚实兼有的病证有关。是实证，就要进一步区分是热证还是寒证，是在表面还是进入到体内。

古代中医通常又把实证分成两大类：寒证和热证。汉代张仲景的《伤寒论》主要针对寒证。清代吴鞠通的《温病条辨》主要针对热证。现代医学定义的病毒性流感，属于中医的热证。不论虚证、实证，这些都需要通过"望、闻、问、切"四诊合参来定论。八纲辨证是脏腑辨证、经络辨证、三焦辨证等其他辨证的纲，纲举目张。整个中医都是围绕着虚证或实证展开的，中医就是要解决人体中"虚虚实实"的问题。

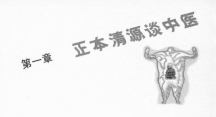

7. 中、西医是如何看待病症的

西医是"就症论病"。西医通常不找病因，只找病原体，如病菌、病毒或微生物等。西医也找不到病因，只是猜病因，如归咎于环境问题、吸烟问题、饮食结构问题等。西医一定要通过显微镜找到病原体，再找到对应的抗生素，才敢开方治病。可惜病原体中的病毒，不是生物，根本没有抗生素可以对付，所以西医对病毒性流感和瘟疫束手无策。由于细菌与病毒为了生存，也在不断变异，甚至出现了有抗药性的"超级细菌"，令西药的抗生素陷入被动，疲于应付，感到路子越走越窄。

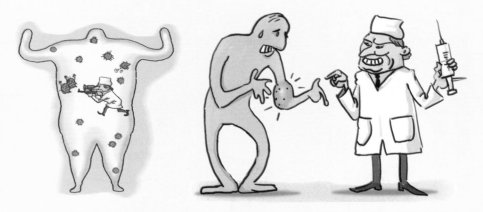

西医是"就症论病"，不找病因，只找病原体。确认病原体后，才敢打针开药。西医对于治疗可知晓的细菌感染很有效。但细菌为了生存，也在不断变异，甚至出现了有抗药性的"超级细菌"。"超级细菌"令西药的抗生素陷入被动，令西医疲于应付，感到路子越走越窄。

中医是"就症论因"。通过四诊合参，利用八纲辨证、六经辨证、脏腑辨证、三焦辨证、卫气营血辨证等，上下里外一通找病因。然后用针灸、按摩、中药等方法，疏通相关经络，激活人体的免疫系统，

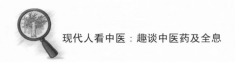
去改善病症，从而证明自己正确。中医能够治病毒、治癌症。在中医眼里没有细菌、病毒、以及其他病原体的分别，这点符合人体免疫细胞的识别特性。在免疫细胞眼里也没有病原体的分别，更没有癌细胞的分别，凡是不带有你身体 DNA 标记的微生物，免疫细胞一律消灭掉。其实人体自身就能够消灭所有细菌、病毒和癌细胞。中医的手法和药物只不过帮免疫细胞"多使了把劲"而矣。相比起来，西医就显得保守，为了免责，看不准的病，宁可等死也不敢使劲。中医认为"病症"是表象，"病证"才是原因。中医按病证治疗，许多西医叫的上来或叫不上来的病症，都犹如搂草打兔子一样，在中医的辨证施治中顺带手就治好了。在讲究科学的西医眼里，简直没有道理。其实中医最爱讲道理，之乎者也，一套又一套，不论你懂不懂，反正是引经据典，言之凿凿，病好为大。

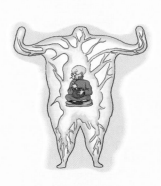

中医是"就症论因"，通过四诊合参，上下里外一通找病因。中医不关心病原体是什么类型，认为只要扶正祛邪，恢复体内的阴阳平衡，所有系统都会正常运转，病会自愈。中医依靠激发身体内部力量，消灭病敌，恢复人体的自愈和修复功能。

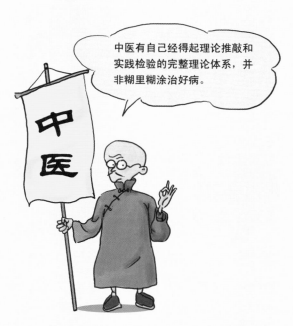

中医有自己经得起理论推敲和实践检验的完整理论体系，并非糊里糊涂治好病。

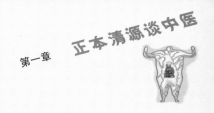

8. 疾病与免疫系统

(1) 自身免疫系统是救命的"医生"

免疫系统是上帝的恩赐。上帝造人，就顺便给人类装上了免疫系统，使人患病后能够不治自愈。相传西医的鼻祖，古希腊医生希波克拉底斯（Hippocrates，约公元前460～前377）约在公元前5世纪就曾经说过："并不是医生治疗了疾病，而是人体自身战胜了疾病"。

另外有人统计：1976年哥伦比亚的堡高塔市的医生罢工52天，结果当地的死亡率下降了35%；同年美国洛杉矶医生罢工，全市死亡率下降了18%；1973年和1983年以色列医生举行了两次总罢工，结果死亡率都下降了50%。此类医生罢工的事件在加拿大的曼尼托巴省、不列颠哥伦比亚省也都发生过，前者死亡率下降20%，后者下降30%。

从表面上看，似乎医生对治病起了相反的作用。其实这是不对的。我们不能因此就走向另一个极端，即否定西医和西药。近一个世纪以来，西医和西药随着科技的发展，都取得了长足的进步，可以有效地帮助人体的免疫系统工作，挽救更多人的生命，减少了人类的痛苦。

(2) 免疫系统的保养与刺激

人体免疫系统是人体自愈的保证。免疫系统是上帝赐予我们人类宝贵的、万能的"抗生素"、细胞修复剂和天然清道夫。免疫细胞都是蛋白质组成的。鸡汤的氨基酸品种齐，有利于组合成各种蛋白质，而且与人体最接近，故容易被吸收，所以养伤和生孩子都要喝鸡汤。此外，大量补充维生素C以及补充蜂蜜、蜂胶、灵芝、冬虫夏草等中

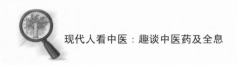
药食材，也都对提高免疫系统有帮助。睡眠会使得身体的免疫系统迅速恢复，所以感冒发烧患者要多卧床休息。心情对免疫系统影响最大，癌症大都是精神压抑的产物。另外平日的锻炼可以增强体力，改善机体代谢，从而间接增强人体免疫力。

好的免疫系统主要需要好的蛋白质、好的睡眠、好的心情来保养。人体的免疫系统一旦怠工或罢工，癌症、病毒等病原微生物就会兴风作浪。免疫系统的重要性在于，免疫系统中有白细胞等吞噬细胞，它们如同游戏机里的大嘴娃娃，能吞噬所有不带有你自身 DNA 标记的那些病菌、病毒、癌细胞等病原微生物和体内废料，帮助身体复原。

古代的中医并不完全知道，中医治病有效，其实也是借助调整人体的免疫系统，来对付细菌、病毒、真菌、癌细胞等病原微生物，并且借助调整人体的内分泌系统和神经系统来调节人体的生理功能。中医的手法治疗，中药的药物治疗，其效果最终都是落实在免疫系统、内分泌和神经系统上的。尤其中药是复方、多靶点的催化剂。它们的药理功能，是激发人体各种酶及免疫细胞的活性。酶是免疫细胞的催化剂。免疫系统这支人体自身的"抵抗力"，只有被激活才能勇猛战斗。说到底，中医的手法和中药的药理功能，就是要激活人体免疫细胞，让它们充分发挥"主观"能动性，吞噬病原体，搬运体内"垃圾"。本书在"趣谈中药学"一章中还有论述。

（3）免疫系统等的失衡是功能性疾病的原因

许多功能性疾病的真正原因，是人体内神经系统、内分泌系统、

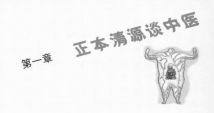

免疫系统失衡造成的。这三个系统出现暂时的"怠工"，人体脏器的工作就不正常，指标当然也不会正常。这如同工厂里发生的电压波动，电源跳闸，或皮带松了，马达停转。机器不工作，不一定就是机器内部的零件坏了。西医看到"故障"，会不自觉地联想到发生了器质性或系统性的问题。看到病症就联想器官，是西医大夫的本能。

　　这时，也许经过中医针对功能性阴阳失衡的按摩或针灸，或服一两剂中药，"小药治大病"，失衡的功能又会完好如初。如同把"跳闸"合上，松的皮带紧上，系统又会恢复正常。

　　从这个层面讲，中医自然疗法和中药的"理疗功能"，就是为了恢复体内的系统平衡，从而保障人体各种功能的正常运行，减少人们对体内器质性病变的误判。

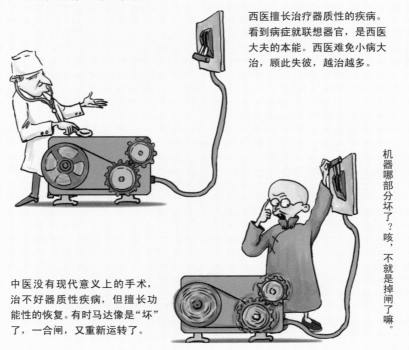

西医擅长治疗器质性的疾病。看到病症就联想器官，是西医大夫的本能。西医难免小病大治，顾此失彼，越治越多。

机器哪部分坏了？咳，不就是掉闸了嘛。

中医没有现代意义上的手术，治不好器质性疾病，但擅长功能性的恢复。有时马达像是"坏"了，一合闸，又重新运转了。

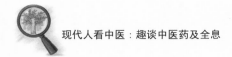

9. 人体经络与疾病

如前所述，经络就是气道，里面没有血，也没有水。"通则不痛，痛则不通"。这里的疼痛主要指的是经络中气的"淤"（中医"淤"与"瘀"通用）堵。通常情况下，冠心病患者，三条冠状动脉出现严重堵塞，除了感到心慌和憋气，却少有持续性疼痛。甚至有的冠状动脉血管有时堵了90%，病人只会感到有一过性疼痛，因此会猝死。经络堵塞一般是由于经络中的气滞，以及经络外的痰饮压迫气道。气滞与痰饮也能造成血管的血瘀。

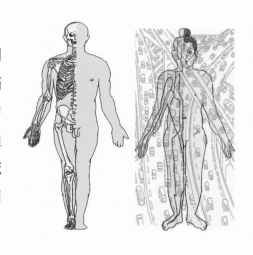

人的脏器除了存在解剖系统的连接，还存在气道的连接。通过气道，脏器之间可以相互影响。"通则不痛，痛则不通"说的是气道经络。气道不通，甚至可以引发"三高"或冠心病的征兆。人若想弄清病因，应当在诊断时分别求助中、西医，兼听则明，偏信则暗。

（1）经络的疾病与治疗

对于那些西医通过各种仪器及血项等理化检验，仍然在解剖系统找不到病因的病症，建议请中医大夫来查查经络气道。或许会发现问题就在那里，是经络系统的疾病。中、西医应当联手。中、西医之间应当加强会诊，只有各自发挥各自的专长，病人才能少受罪。

西医的手术应当尽量纵向进行，免得切断大经脉。有人经过西医

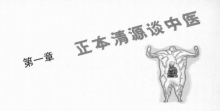

的大手术，所有指标正常，但总是不能恢复元气，或许正是气道受到伤害，经络断了，体气自然流通不畅。横切的剖腹产就有可能切断腹部的几条大的经脉。

近年来西医发展了许多微创手术，妇女剖腹产也鲜有横切了，这些对人体经络和气的运行客观上都是保护。人体的经络与健康和疾病息息相关。中文成语中"息息"就是指丝丝气的流动，形容两者靠得紧密。

按摩人体经络，可以促使血流速度加快，人体会感到发热和神清气爽。气畅会进一步推进血液的流动。气血在脏腑交汇，气滞能造成血压升高，甚至血栓，这就是气滞血瘀的道理。中医的气血学说，很能反映人体血液循环的实际状态。在临床实践中，西医的冠心病的确与中医的气血学说密切相关。不少冠心病患者，在尝试了中医活血化瘀的疗法之后，发现冠心病的症状明显改善。一度曾使中医的复方丹参片变得十分炙手。有人甚至错误地将其长期使用。

（2）贼风引来疾病

贼风是一种细微之风，来自窗缝或屋檐，对人体有害。贼风溜进人体行走于经络。贼风会与人体经络中的正气相遇、相博弈。正气胜，则人无病。否则各种疾病皆有可能发生。因此不少人反对吹风扇和开空调。中医有不少有关风与正气的经典的说法，如"治痰先治气，气畅痰自消"，"气有余便是火，气不足便是寒"，"风盛则痒"，"治风先治血，血行风自灭"等等，大道至简，画龙点睛，耐人寻味。

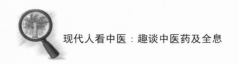

人们在现实生活中体会到，即使门窗紧闭，室内的温差会产生气流，也会有风。贼风会让人打喷嚏，表明已经随风引入了暑、湿、燥、寒等邪气。人若遇到大风，汗毛孔（中医称"腠理"）会自动闭合。贼风微弱，腠理不敏感，不闭合，邪气会随风乘虚而入。

打喷嚏是身体本能的自保反应，既排出毒素，又关闭了进风的经络气道及腠理。中国自古有"夫风生于地，起于青萍之末"的传统说法。风不知不觉，善行数变，无孔不入，为百病之长。贼风引来如风寒、风热、风湿、风燥等风邪之气，又称歪风邪气。许多中文的表达来自中医。

人体的卫气，即与风对抗，保卫人体的正气产自于肺。所以老年人最怕染上肺炎，肺炎会使正气衰败。卫气不足，风邪会乘虚而入，带来各种疾病。这些风邪致病的病例，西医大夫们也能亲身感受到，但在理论上说不清楚，因为西医从不研究"风气"。

在人体的气道经络中，的确有几条易进风的穴位，极易引起感冒。如头顶的百会穴，鼻两侧的迎香穴，或肩膀上的肩井穴，脚底的涌泉穴。此外还有肚脐眼的"神阙"穴，还有膝关节的"犊鼻"，肛门及前的"会阴"等都是人体最容易受风的薄弱环节，应当格外呵护。尤其是肩井，有人一受冷刚想打喷嚏，立即盖住肩井，便可避免感冒。为了防止贼风混入人体，中国人会世世代代地相传，寒季要注意戴帽、戴口罩、穿坎肩、盖肚子、盖肩膀、穿袜子……就是防止过多的卫气流散。结果午睡盖肚子成了中国多数人的习惯，旨在保护经络不受外邪侵扰。

人体经络学是中医的基础，人体全息学是西医的边缘学科，但是中医的脏象学说就有全息的含义。中医的针灸与按摩，实际是中医经络与西医全息两种理论的综合应用。

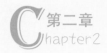

C 第二章
hapter2

人体全息系统

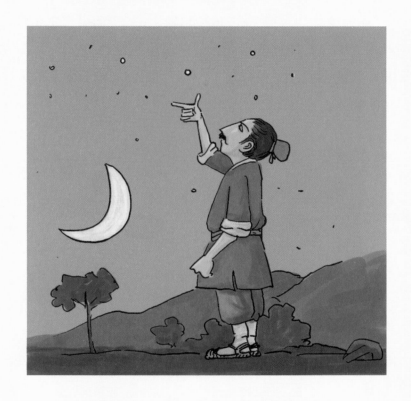

中医认为"有诸内必形诸外"。人有面相、手相，
天有天象，瓜有瓜相，其实这就是全息。

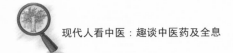
第一节 全息学概论

　　电影《阿凡达》的3D版，引发了人们对全息(Hologram)的重新关注。全息是立体的。全息被人类理解，最早得益于全息照相术(Holography)。科学家利用光的干涉原理，将激光衍射应用到摄影上，产生了立体的全息照片。即使把照片"撕碎"了，每一个碎片通过激光都可以还原出原照片的整体模样。

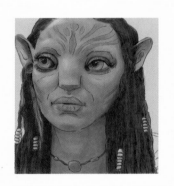
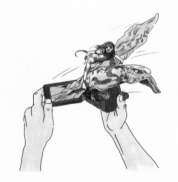

电影《阿凡达》的3D版，引发了人们对全息（Hologram）的关注。全息是立体的，最早得益于全息照相术。即使把全息照片"撕碎"了，通过激光，每一个碎片都可以还原出原照片的整体模样。全息不仅存在于影视之中，而且存在于人体之中。

　　中医的脏象也是全息学的表达。脏象强调人的外表可以显像内部脏器的健康状态。中医坚信"有诸内必形诸外"，内脏有外象，局部有全息。脏象用现代的语言翻译，就是脏器的全息。

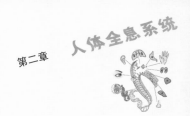

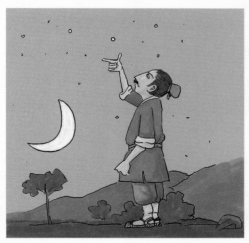

天有天象

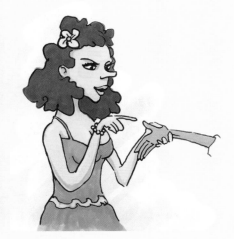

人有面相、手相

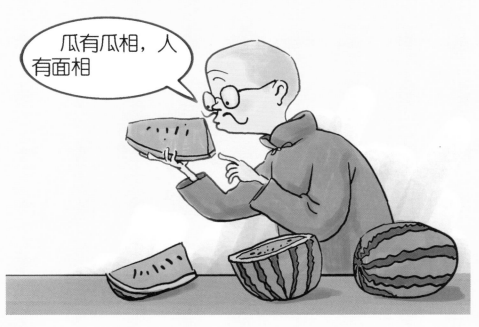

瓜有瓜相

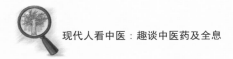

从原则上讲，中医可以不依靠西医的体检和化验，仅凭人体的外部表象就可以知道你的健康状态。中医通过望其形，闻其声和味道，问其因，切其脉，大概说出有关你的子丑寅卯，显得非常神通。这就是中医最拿手的"望、闻、问、切"联合参照（四诊合参）。此时，中医的四诊合参，就是对脏腑全息信号的采集和接收。中医诊断很像算命先生，看看这儿，看看那儿。不过中医大夫只谈健康，不论运势。

不夸张地讲，中医的整体论其实就是天然的全息观、最早的全息观。不论脏象、面相、脉象还是天象，其中的"象"或"相"字，虽写法迥异，音同字不同，但里面都含有全息的意味。

"面由心生"。人的眼睛会说话，人的面孔也会传神。常人在四十岁左右会变一次面相，记录前半生的善、恶、悲、喜和所作所为，使得小时候的玩伴见面突感陌生。之后的脸谱会固定下来。通常，菩萨都是慈眉善目，小偷必然贼眉鼠眼，罪犯肯定凶神恶煞，病人总会无精打采。

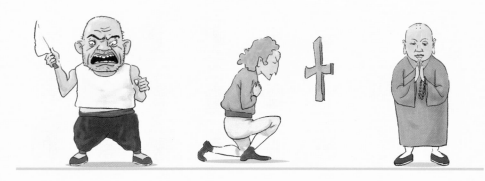

"面由心生"。做坏事会改变基因，也会使相貌变丑，凶神恶煞。做善事会使相貌变得可爱，慈眉善目。外观能够反映一定的内在世界。

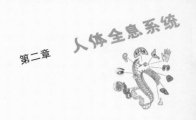

1. 生物全息学

生物全息学（Bio-holographic theory）是一种假设，说的是身体的某一局部，带有整个身体的全部信息。生物全息学的当代主力推手是中国山东大学的张颖清教授。

1973 年，张颖清教授提出"生物全息律"的概念。通过观察人类第二掌骨侧穴群的分布规律（这一节肢恰似人体比例的缩小），以及切断的蚯蚓重新复原成两条蚯蚓的过程，1985 年他又提出了"生物全息胚与全息元"的假设。

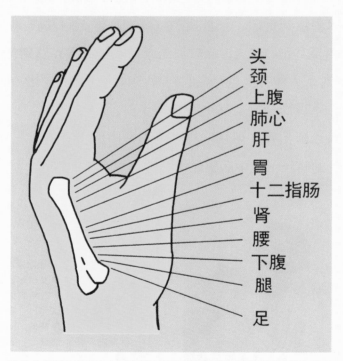

头
颈
上腹
肺心
肝
胃
十二指肠
肾
腰
下腹
腿
足

生物全息学的当代主力推手是中国山东大学的张颖清教授。他从第二掌骨的穴群分布推断出人体全息律的存在。这为手、足、耳的全息反射区治疗提供了理论依据。

47

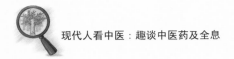
1996年，经过英国人用全能干细胞克隆出世界第一只著名的"多莉"羊，使张颖清教授的假设得到了印证。张颖清被看作世界全息生物学第一人。中国驻瑞典使馆科技处认为，张颖清是中国第一个距离诺贝尔生理学和医学奖最近的人。

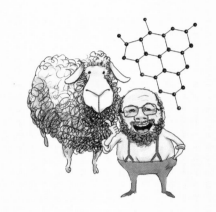

不幸的是，1995～1996年间，国内几个道貌岸然、蹦蹦跳跳的"打伪斗士"硬是方枘圆凿，把张颖清的理论打成"伪科学"。张的理论在学术界遭到封杀，张教授的抗辩文章得不到发表。他本人不幸于2004年含冤辞世。这一惨痛教训至今令中国科学界感到气愤和悲哀。

看来，对于人体有全息存在的判断，东、西方与中、西医之间的看法，大同小异，不谋而合。虽然中医几千年前，就本能地，利用全息反射的原理为人诊断治疗。但是全息还真不是中医的"专利"。现代医学对全息理论的解释，比中医更显得科学，更有说服力。

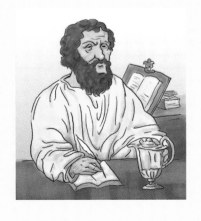

其实，生物全息的原始概念，并不是中国人的发明。西方医学的奠基人、古希腊医生希波克拉底斯认为："在身体最大部分所存在的，同样也存在于最小部分"。这是最早的人体全息学的假设。

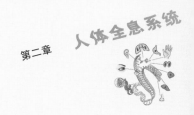

2. 人体全息学

　　生物是个大的范畴，包括植物和动物，人是高级动物，也在其中。如果生物全息学能够成立，人体全息学也可破题。这对于研究生命科学，将是重大贡献。人体全息学（Human-hologram），具有实用价值，是一门有待完善的科学学说。如同 1+1=2 一样，尽管它被人类"想当然"地广泛应用于中医手法治疗，如按摩、足疗、手疗等，或其他"自然疗法"上，但至今它仍属于需要不断求证的假设。

3. 人体全息学的演变过程

　　人体全息学有一个演变历程。如果说人的细胞是全息元，那么人的四肢、五官自然就是全息胚。全息胚比全息元大，给世人留有更大的空间发挥想象力，去发展人体全息学。

　　人类有"取类比象"的类比本能。英国物理学家卢瑟福 1911 年受大宇宙与小宇宙相似的启发，取类比象，参照太阳系的行星运行模式，琢磨出一种假设，后来被科学家玻尔于 1913 年用科学方法证实，形成著名的玻尔原子模型理论。

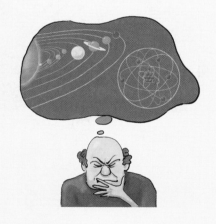

受大宇宙的启发，玻尔参照太阳系行星的运行模式，创造出了原子模型理论。

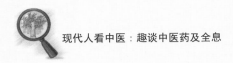
此后有中外人士发现，人耳朵里的轮廓就像蜷缩着的一个婴孩，于是他们大胆猜想"孩子"的头颅和五官的位置应当与该人的头颅和五官有对应关系。

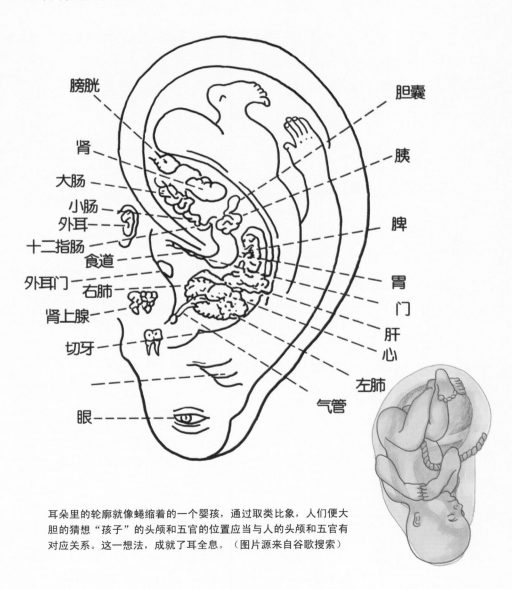

耳朵里的轮廓就像蜷缩着的一个婴孩，通过取类比象，人们便大胆的猜想"孩子"的头颅和五官的位置应当与人的头颅和五官有对应关系。这一想法，成就了耳全息。（图片源来自谷歌搜索）

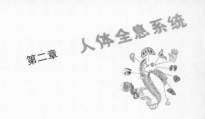

　　另外他们注意到，人脚外侧的形状，活似一个人盘坐时的颈椎、胸椎、腰椎和骶椎，于是继续猜想人的脚底上，也应当可以找到五脏六腑的对应关系。

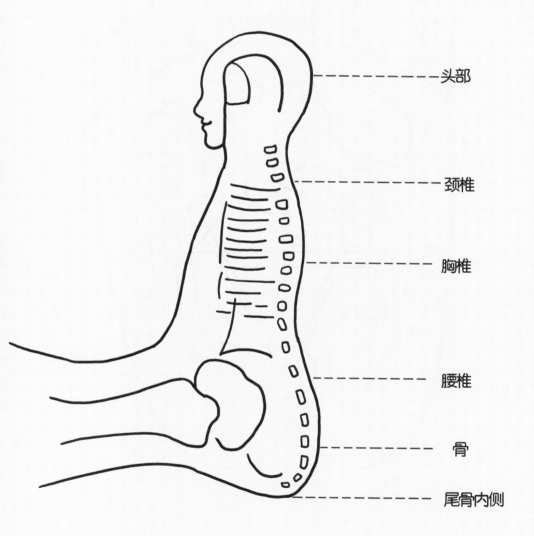

人脚外侧的形状，活似一个人盘坐时的颈椎、胸椎、腰椎和骶椎。（图片源来自谷歌搜索）

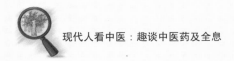

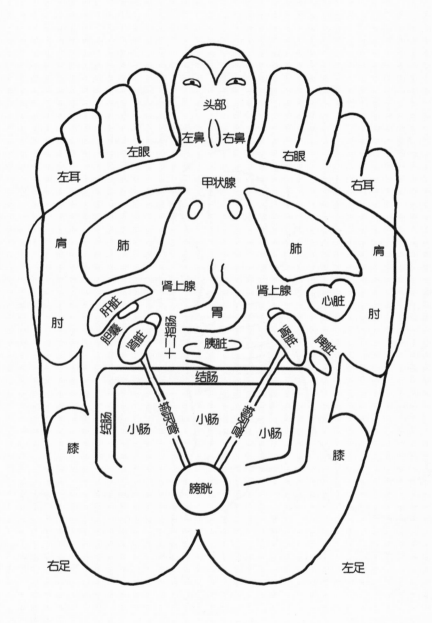

人们猜想人的脚底上应当可以找到五脏六腑的对应关系。这一想法，成就了足全息。（图片源来自谷歌搜索）

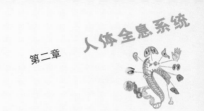

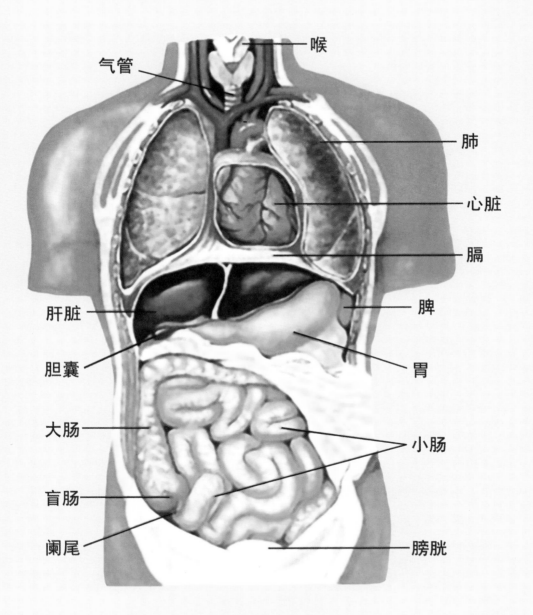

喉

气管

肺

心脏

膈

脾

肝脏

胆囊

胃

大肠

小肠

盲肠

阑尾

膀胱

脏腑解剖图（图片源来自谷歌搜索）

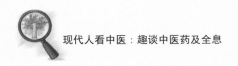

触类旁通，他们猜想手掌也应当一样，也会存在着与脏腑对应的全息反射的区块。

想象创造天才。类似这种对全息胚形状的取类比象，进而探讨脏腑对应位置和联系的大胆假设，构成了人体全息学假设的雏形。

1917 年，英国耳鼻喉医生菲特兹格拉德，提出了人体区带反射理论和人体反射区带图，并在此基础上创立了足反射疗法，于 1917 年出版了《区域疗法》一书。该书分布了人体反射区域图，将人体纵向划分为 10 个区带，每个区带都是人体信息的缩影。

至今，在欧洲沿用的"Vega 氏虹膜分区表"，就是里奥·温尼尔（Leon Vannier）通过对人体 10 万对眼睛的观察，提取每侧眼睛的 160 个反射区，总结出来的虹膜全息图。该图记录的反射区，分别与人体半侧躯体与脏腑组织相对应。

此外，还有 1957 年，《德国针灸杂志》发表了法国外科医生诺基尔特博士的"形如胚胎倒影式的耳穴分布图"。

凡此种种，不一而足。英国、美国、德国、瑞士、瑞典、奥地利等欧美国家的友人，都先后在中国传统足底按摩的基础上，发掘并拓展了由全息胚延伸到人体反射区的各种观点和学说。大家都在争先恐后地举一反三，试图在全息领域里寻找到那种哥伦布竖鸡蛋式的成功，顺便创造出个理论或学说，或在国际上能拿个什么大奖。

中医专家郑明德认为，脏器的病变都会在耳、手、脚的突出部分的对应穴位上得到反映，耳、手、脚是人的缩影，包含了人的全部生物信息和遗传信息。

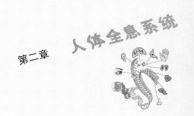

4. 人体全息学的定义

人体全息学的定义可以如下表达：人体是全息的，具有全息元和全息胚。全息元有不同的级数。形成越初始，其全息元的全息性越好。全息元构成全息胚。人体的每一个相对独立的部分，不论是全息元还是全息胚，其化学组分的 DNA 与整体相同，是整体的缩影。

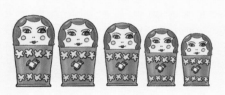

人体是全息的，具有全息元和全息胚。全息元有不同的级数。形成越初始，其全息元的全息性越好。套娃就是一套从大到小的全息缩影。

人的每一个细胞都是全息元。受精卵分裂初始的 32 个细胞为全能干细胞。全能干细胞全息信息最全，而且级别最高，可以克隆该生物人的整体。接下来是万能干细胞，经过分化和分裂形成人体各种器官。然后是多能干细胞，分化和分裂血液细胞和淋巴细胞。级别最低的单能干细胞，只能分裂与它一样的单体细胞组织。

人体的肢体与五官都是可以用于调理或治疗的全息胚。在全息胚上有人体五脏六腑的全息反射区。通过刺激反射区，可以达到调理五脏六腑的目的，消除功能性的障碍。

5. 细胞学是人体存在全息的证明

人体全息学的物质基础是细胞学。西医认为，人的系统由器官构成，器官由组织构成，组织由细胞或细胞群构成，细胞是由蛋白质和

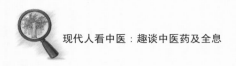

以 DNA 为成品的核糖核酸构成的。核糖核酸是生物化学家认为的、人体中的最小物质。原则上讲，每个人的 DNA 都是唯一的，该人每个细胞的 DNA 都是一样的。所以 DNA 是人体的"指纹"，可以作为法定的证据。必须强调的是：DNA 是全息的，因此人体的每一个细胞必然也是全息的。

人体全息学认为，全息元是指生物体具有一定形态和基本功能的结构单位，能反映整个机体的信息，并且与其周围的部分有相对明显的边界。如果全息元类似细胞，那么全息胚就类似胚胎和器官。如果我们能够证明人体细胞是全息的，那么由细胞构成的组织、器官、肢体或胚胎等也应当都是全息的。这就是人体全息学的推导逻辑。

1990 年全球正式启动的"人类基因组计划"研究结果表明，细胞是全息的。人体细胞中的 DNA，就像电话座机的听筒线，呈现双螺旋结构，拉开了就变成了一个螺旋楼梯。"楼梯踏板"是由海鲜或牛肉汤中的那种嘌呤和嘧啶的物质搭接，按 AT、CG 的固定模式结合。一旦结合错误，就成为癌细胞。在这成千上万的楼梯踏板中，有的记录了遗传密码，有的没有记录。于是我们称那些有记录的踏板为基因。每条 DNA 都有 3 万～ 4 万个基因。基因记录了人体身高、肤色、头发、眼睛等所有生理特征，甚至包括有家族史疾病等遗传密码。因此细胞中的 DNA 是全息的。

在理论上只要能拿到一个人的一个有核的细胞，就可以从其 DNA 的楼梯踏板上采集到该人士的所有基因。利用这些基因，我们可以通过计算机勾勒出该人的全部生理特征，即人体全息。

细胞的分化与分裂不同。分化是细胞沿着 DNA 指明的某一个特

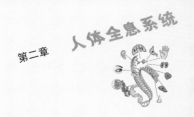

定的方向，使得细胞不断自我分裂、自我复制，最终形成那个器官。
比如眼睛、肝脏、手等器官。

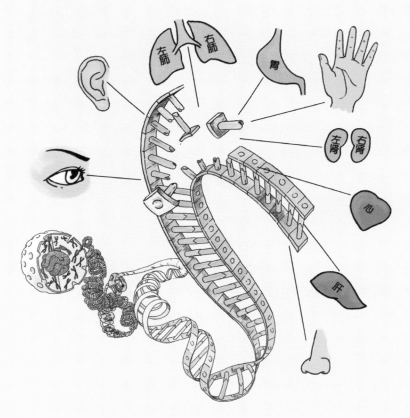

DNA 像双螺旋楼梯，楼梯踏板的排列顺序就是基因。基因记录了人体身高、
肤色、头发、眼睛等所有生理特征。人体中每个细胞的 DNA 都一样，都是全
息的。因此，理论上只要拿到一个人的一个有核细胞，就可以根据从其 DNA
中所采集到的基因，通过计算机，勾勒出该人的全部生理特征，即人体全息。

　　为了加深理解，我们就细胞的分化和分裂举一个例子。在实际"造
人"过程中，受精卵是一个载有一半父亲全息和一半母亲全息的遗传
细胞。在受精卵着床之后，细胞开始分裂，一分为二，随后又一分为

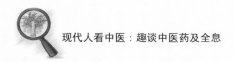
二。这时，不大的受精卵内生存着四个小细胞。每个小细胞又继续一分为二。这时的细胞只在分裂，还没有分化。通常讲，在首批分裂的32个细胞中，每个小细胞都是全能干细胞，若把这32个全能干细胞分别提取，放入32个母亲的子宫中，将来会生产出32个身高一样、血型一样、长相一样等，方方面面都一样的人。

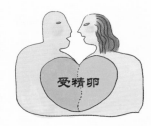

其实，人的全息与生俱来。在实际"造人"过程中，受精卵是一个载有一半父亲全息和一半母亲全息的遗传细胞。

全能干细胞级别最高，能复制人本身。万能干细胞级别其次，能复制人体器官。多能干细胞排名老三，能复制人体的血细胞和淋巴细胞。单能干细胞级别最低，只能复制细胞自己。单能干细胞做去分化处理，可以变成多能干细胞。再去分化处理，可以变成万能干细胞。再处理，最终可以变成全能干细胞，去克隆羊等生物。万能干细胞可以克隆没有排异的心脏等脏器，做器官移植。多能干细胞可以治疗白血病。单能干细胞不用处理，它本身就会克隆并修复受损伤的脏器细胞、皮肤细胞、内膜细胞等。人体诞生以后，身体上只有大量的单能干细胞和衰老的多能干细胞。这些知识都属于伟大的干细胞工程学的研究范畴。

必须强调的是，以上各类细胞的 DNA 上的基因都是一模一样的。DNA 是神秘的、看不见的总指挥，统一指挥一切细胞的分裂复制，死亡一个复制一个。不听指挥的细胞，就是癌细胞。癌细胞恣意妄行才堆积成癌症。DNA 的指挥一定有"口令"。这个"口令"应当是生物波，这种生物波应当是全息的，所以才能指挥各个器官里的细胞，按需求分裂复制。

人体细胞学最终揭秘了人体全息学存在的物质基础。这个功劳应

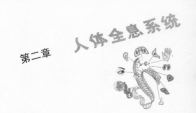

当归于西医的分子生物学，并不是中医的脏象学说。

6. 统计学使人体全息学变成科学

直到 20 世纪，一些西方人士，在没有弄清气的能量和波的信息，可以共同治病的前提下，就抢先提出了全息治病的理念。他们坚信全息能够帮助治病，通过取类比象和利用疼痛反射，在肢体和五官上找到脏腑的全息反射区。这些人拿起西方人发明的统计学工具，通过"假设与统计检验"得出"统计学结论"的模式，将全息疗法进行了科学化的包装。

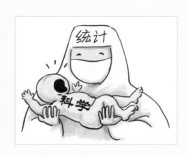

统计学是科学的助产婆。通过统计学严格的"假设检验"，去掉"小概率事件"，成就了西医的全息医学。而人体全息反射学则是中西医的结合。

众所周知，统计学从来就是科学的助产婆，许多本来无所谓科学的化学实验和人体规律总结，经过统计学严格的"假设检验"程序，去掉"小概率事件"，就得到"科学"的准生证，成为名正言顺的科学。全息医学就是这样诞生的。

我们必须承认，全息医学在这段时期，在西方有了长足的发展，形成了从眼部、耳部、手掌到足部这些彼此独立的全息医学理论，为人类研究自身做出了不可磨灭的贡献。令人遗憾的是，尽管那些没有思想束缚的西方人士，在全息医学的学术上能有所突破，并在全息反射治疗的实践上走在中国人的前面，可惜他们的理论和实践，至今仍然没有被西方现代医学的主流学派所认可，还总在门外晃来晃去。

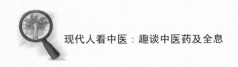
Part2 第二节 人体全息反射学说

上个世纪末，通过"出口转内销"，中国人将西医的全息医学理论与中医传统理论相结合，实现了理论上的新飞跃。在实践中，中医将传统的按摩、针灸、气功等手法，应用到西医的眼、耳、足的全息图上，使得全息有了实际的治疗意义。这种从理论到实践的完美结合，把人体全息学回收到中医手里。例如耳全息，已经演绎成针灸的耳针疗法，列入中医针灸的教材之中。中医手法治疗现在主要分为，经络穴位治疗和反射区治疗。

多数中医按摩师讲不清楚什么是人体全息，然而让他们讲全息反射区，各个都能头头是道。

1. 全息反射 = 全息 + 反射

对普通人来说，更有现实意义的，并不是对人体全息学的理论求证，反而是对其理论的实际应用。这便使我们萌生了人体全息反射学说（Human Hologram Reflection）的提法。加了"反射"两个字，表明此时的全息不再是状态，而是一个全息信号往来的过程。人体全息学有静态的全息元和全息胚。人体全息反射学有动态的全息网和全息场（具体将在第三节"人有第三套生命系统——全息系统"中再做探讨）。

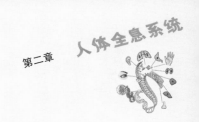

在世面上，有人利用全息反射的名头算命，有人依靠它治病。在大街上，我们到处看到足部反射治疗的招牌。在书店里，我们轻易可以找到解释反射区的书籍。这些语焉不详的"反射"的提法，故意模糊了神经反射和全息反射的区别。我们也能从侧面看到，市场对于反射治疗的潜在需求，以及人们对于澄清反射说法的渴望。

其实，人体全息反射学作为全息医学的研究方向，本身就应包括人体全息学和全息反射学这两个部分。以上我们梗概地介绍了人体全息学，下面我们将人体全息反射学所应当构成的要件，做初步的探讨，以便对后人在完善整个学说时，有所启发。

2. 反射是全息的信号传递

人体全息是静态的，属于生物化学、分子生物学和细胞学研究的范畴。人体全息反射是动态的，属于生物物理学、分子物理学和生物电磁学研究的范畴。

人体全息反射是指：触发全息元、全息胎的反射区，会使被反射的对应器官，产生应答反应的刺激效果。反之亦然，因为反射是双向的。参与全息反射的是生物电磁波。

全息反射的信号传递是双向的，包括下行接收和回传发射。全息反射信号的下行接收，指人体内脏腑的不良信号，可以从人的局部，如眼睛、脸、手掌、脚掌或耳朵上反映或反射出来。它们表现在病人的皮肤颜色、纹路或斑块等出现异常变化，同时可能伴有疼痛的感觉。这里类似于中医四诊中的望诊。

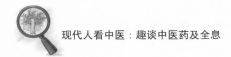
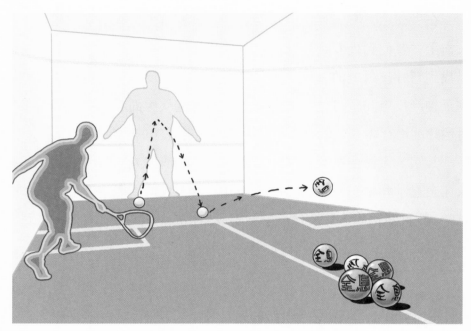

击出的壁球通过撞击墙面，会反射回来。信号犹如壁球，发出后也有反射，且反射的效果能够反映事物存在的状态。人体内脏腑的不良信号，可以从人的局部，如眼睛、脸、手掌、脚掌或耳朵上反映或反射出来。

（1）反射的下行接收——诊断

反射的下行信号是诊断的依据，尤其是疼痛信号。疼痛是上帝赋予人类去求医的报警信号。疼痛有由轻到重的过程，疼到极限，也就快解脱了。疼痛也是全息的，有不同的疼法以示分类，并且已经形成独立的疼痛学说。这是西医探讨疼痛的内容。然而西医探讨的疼痛是局部的，没有脏腑疾病的指征。

当然若仅凭中医四诊的全息采集，就来断定脏腑的疾病，难免有所偏颇。尤其在望诊时面对人们的表情，医生有时很难区分病人的难

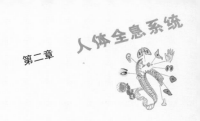

受到底是生理反射还是心理反射，是条件反射还是神经反射。但是疼痛反射却很少带有欺骗性。如果医生触及痛处，病人会情不自禁地流露出难忍的表情。

疼痛全息反射的特征是，当一个脏腑出现问题时，身体的四肢和五官上必定有许多固定的疼痛点与之相对应，这些痛点被称为该脏腑的反射区。若把身体所有反射区都总结归纳起来，并做到准确无误，便形成了一张独立的人体全息反射的图表。

到目前为止，反射区的发现，仍然只是通过中、西医的外围人士，对千百万人疼痛规律摸索的假设。这种假设没有化学的测试，也没有物理学的度量，所以不能做最终的结论。

（2）反射的上行发射——治疗

如果说全息反射的下行接收是为了诊断，那么全息反射的上行发射就是为了治疗。全息反射信号的上行回传发射，指医师经过诊断，对人体四肢的脏腑反射区，通过按摩、针灸等手法，形成刺激信号，达到远程调整五脏六腑，恢复健康的目的。

最早利用疼痛的全息反射为人类治病的，是中医的按摩和针灸，有几千年的历史。他们依据老祖宗传下来的经络图，相信气能治病，而且行之有效。

中医的手法治疗，是典型的"疼痛治疗"。多数非创伤痛点，反映的是脏腑问题，而不是肌肉问题。所以哪儿痛按摩哪儿，哪儿痛针刺哪儿，真有效果。传统中医将那些有痛感，但不在经络上的穴位，

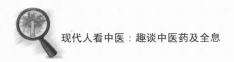

都称为阿是穴。

阿是穴就是脏腑在肢体上的全息反射点。假如心脏有病，四肢的反射点会格外疼痛。那么，这些痛点究竟应划归于西医全息学的反射区，还是划归于中医经络学的阿是穴？另外，相应的手法治疗应当属于全息学的反射治疗，还是属于经络学的穴位治疗？对于这些问题，很少有人能给出正面的回答。

针灸师不太理会全息反射的含义，因为他们有针灸图做理论后盾。即便针灸，其中也一定包含了经络和全息反射的共同效果。按摩师，尤其是足部和手部按摩师，特别在意人体全息反射的道理。因为他们按摩的部位，经常没有经络的循行和穴位的对应。

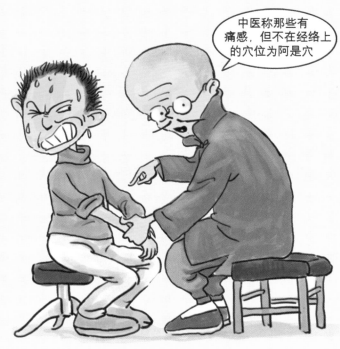

中医的手法治疗，是典型的"疼痛治疗"。与全息医学的反射区治疗一样，都是利用疼痛反射进行诊断和调理的。有痛感的阿是穴就是脏腑在肢体上的全息反射点。

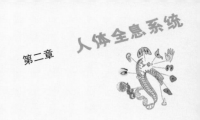

3. 人体全息反射与自然疗法

人体全息反射疗法（Reflexology），是以全息学和经络学为参照，集中医手法治疗和气功治疗为一体的新型疗法。

自 19 世纪来，一种以几乎不吃任何药物的手法治疗和气功治疗，或者只采用天然物质作为治病药材，来调理五脏六腑的医疗保健方法，被称为自然疗法。随着中医针灸按摩诊所如雨后春笋般地在全球各地注册和生根开花，这种疗法将成为中、外人士为了健康长寿，共同追求的新时尚。

自然疗法的效果应当是全息学和经络学两者的结合。自然疗法在不知不觉中，最终所调动的都是人体的气和气衍射出来的生物电磁波，都是通过气的能量走串，以及气的生物波的信息传递，来治疗疼痛和调理脏腑的。对于气的能量和信息的传递与交流，需要中医学和信息医学共同来回答。

人体全息反射疗法和中医经络疗法的结合，应当属于一种典型的自然疗法。其手法治疗有：推拿、按摩、针灸、拔罐、刮痧、刺络等。其气功治疗有：运气、点穴、打坐、太极拳等功法。中医以外的自然疗法还有：营养疗法、芳香疗法、排毒疗法、物理疗法、心理疗法、音乐疗法、环境疗法、顺势疗法、水疗（SPA）、瑜伽、禅修等。

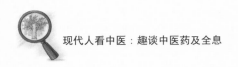

Part 3

第三节 人有第三套生命系统——全息系统

众所周知，按照西医的理论，人体存在着解剖系统；按照中医的理论，人体存在着经络系统。解剖系统与经络系统是人体存在的两套生命系统。两套系统都能治病。在两套系统之外，似乎还存在着一套人体全息系统。

1. 全息系统存在的理由

中医的经络学说足以解释中医的针灸及推拿效果。但是仅凭人体经络的学说，却不足以解释中医的耳部按摩及耳针、手掌按摩、足底按摩，为什么能有效地对人体的脏腑进行远端调理。人的耳朵里面没有穴位，手掌也没有几个穴位。人的足底明摆着只有一个"接地气"的涌泉穴位，也很少有经络的循行。按经络学说解释足疗等，底气不足。

于是又有人试图沿着解剖系统中的神经反射的思路，寻找答案。可惜足底的末梢神经，更多的是传导"冷热"或"疼痛"的传入神经信号，这些信号与支配脏腑功能的自主神经的关联度有限。因此，用神经反射来解释足疗过于牵强。

真正能支持足底按摩的理论基础，是人体全息反射学说和经络学说，这两种学说的"模糊"结合。如果通过对耳部按摩、足底按摩或

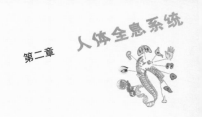

手掌按摩的实践，能够摸索出人体全息反射的规律，并且用科学的方法证明人体全息区与脏腑存在着确定的对应关系。那么，我们的人体就不仅存在解剖系统和经络系统这两套生命系统的连接，而且还存在第三套生命系统，即人体全息系统。这将是一个全新的"世纪发现"，甚至值得诺贝尔奖关注。人们从解剖学、经络学和全息学，这三个系统上看自体，认识会更加全面。

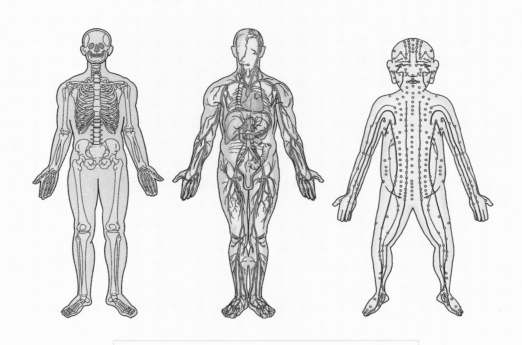

真正支持足底按摩的理论基础，是人体全息反射学说和经络学说，这两种学说的"模糊"结合。如果人体全息系统能够被证实，那么它将是继人体解剖系统与人体经络系统之后，存在于人体的第三个独立系统。这将是生命科学的重大突破。

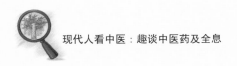

2. 全息网与全息场

反射区与脏腑之间的信息交换究竟依靠什么？这是一个谜。反正依靠经络传递，或依靠神经传递，或依靠内分泌的化学物质传递，其说服力都不强。这些都不是无线信号传递的通道和媒介。

因此决定人体全息反射学命运的关键，是需要引入全息网和全息场的概念。只有网的存在，才能实现信号的交换，才能让全息信号动起来。否则人体的全息信号，只能停留在全息元与全息胚的基础上，保持在静止不动的层面，供科学家研究。

（1）全息网

手机通话、智能手机信息平台上的微信交流，依靠的都是移动互联网。这是一张物理网，其信号可以测量到。人体的全息交流，依靠的是自身的生物网,传的是非常微弱的生物波,仅凭当前的科技手段，是无法测量到的。

全息医学有点类似中医学，其理论存在，规律存在。但是研究的对象，起初似乎并不存在。起码人们的视觉看不见。借助超高倍显微仪器，人们可以在解剖中看见实实在在的各种细胞，如神经细胞又称神经元，却始终看不到全息元与全息胚，同样更不会看到全息网。

也许"全息元"的取词是受了"神经元"的启发，用了"元"字，表示基础。发明者张颖清认定，全息元是整个生物全息学的物质基础，从而奠定了生物全息学的基础。后来的细胞学研究表明，人体细胞中的 DNA 是全息的，从而证明细胞是全息的，那么由细胞组成的器官

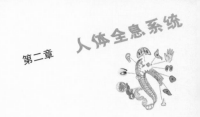

和四肢自然也是全息的。细胞是全息元，四肢是部分全息胚。这才为全息元和全息胚的假设验明正身，划上了句号。

其实全息网同全息元一样，也同样客观存在。犹如中医的气和经络，人们虽然无法看到，但是谁也无法证明它们根本就不存在。借用爱因斯坦的名言：我们永远无法证明什么东西没有。

人类看不见而客观存在的东西多得是。手机的移动互联网；平时看不见摸不着，但它们却时时刻刻地围绕在我们身边，发挥着传递信号的作用。互联网是按指定号码接通的。人的五脏六腑也

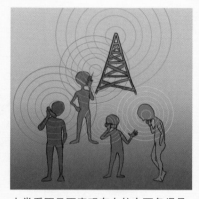

人类看不见而客观存在的东西多得是。我们被无数看不见的无线电波包围着，只有用手机才能体会它们的存在。信号是通过网传递，分配到特定用户的。

有固定号码，或许其尾号连接着许许多多肢体上相关的细胞或细胞群。借用人体全息学的术语，脏腑的全息尾号连接着肢体上许多全息元与全息胚。所以一个脏器有问题，浑身都会感到不适。

全息网实现了人体全息的交流。全息网是定向的，只对自身的单一系统有作用，对其他系统没有影响。如我们按摩耳部或足底肾反射区，肯定会引起肾脏，以及手、头、身上所有肾反射区的同时紧张或放松，而不会影响其他脏腑。此情此景类似中国城市治理交通拥堵。为了缓解交通压力，政府采取了每天不同尾号的限行。限行是定向的。在限行日，只有受限尾号的车辆，不论它们是大车、还是小车，统统禁行。但其他尾号车辆的行驶不受影响。一个脏器的反射区在该脏器出现问题时，疼痛的反应格外敏感，这就是人体全息反射的特异性。

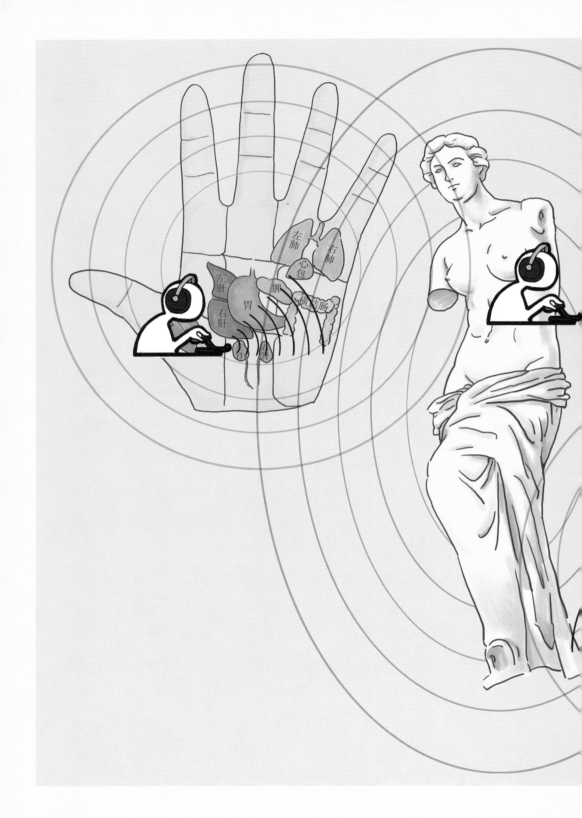

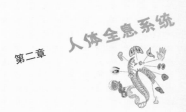

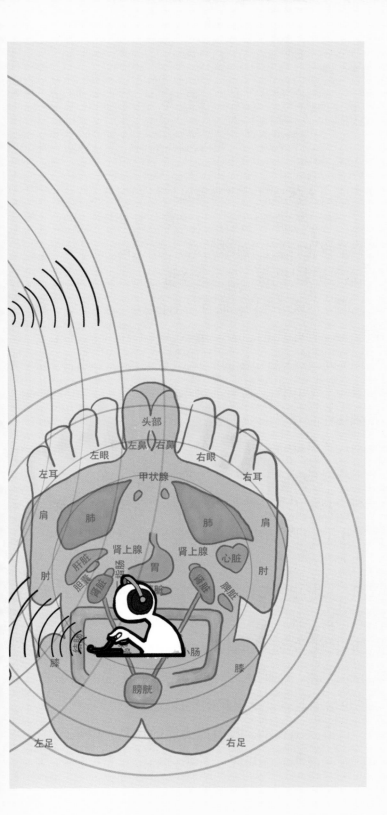

头部
左眼　左鼻　右鼻　右眼
左耳　　　甲状腺　　　右耳
肩　　肺　　　　　肺　　肩
　　　肾上腺　肾上腺　心脏
肝脏　　　　　胃　　脾脏
肘　胆囊　胰脏　　肾脏　　肘
　　　　　　　　　
膝　　　　　　小肠　　膝
　　　　膀胱
左足　　　　　　　右足

无线电波可以载手机全息信号，人体生物波也可以载人体全息信号。

经由全息网，与每一个脏腑和其肢体上的反射区单独沟通。

71

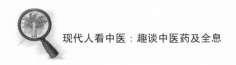

（2）全息场

全息场与全息网不同。人体全息场应当就是气场。气场分自身气场和群体气场。气场还分信息场和能量场。气本身就是能量，能量可以做功。能量运动会释放出生物波，波的震荡衍生出气味和颜色。如果说中医的精、气、神是物质、能量、信息这宇宙三元素化身的话，精是物质，气是能量，那么神就是气场，而且是全息场。

最早提出气场概念的，是中国的道教。道教认为有生命就有气，气分阴阳。道家讲究练气功。道医是中医的前身。扁鹊、华佗、张仲景、孙思邈、葛洪、陶弘景等著名中医，其实都是道医。现在的主流中医实际上是儒医，其基础理论中虽然有气的说法，但是没有气功和气场的说法。近百年来，欧美也开始流行中国人的气场学说。他们著书立说，甚至为气场披上了科学的外衣，编成了心理学和交际学的标准课件。但是他们的气场与全息场无关。他们讲气场是要营造一种气氛，为培养政治家、市场营销人员的表达技巧，从而增加对公众的感染力、亲和力和压迫力等。

全息场的概念，对于解释中医的手法治疗效果，非常有用。在治疗过程中，医师与病人都被一种无形的全息场笼罩着，全息场起着重要的作用。有人曾试图用物理学金属切割磁力线，产生电流的道理，来类比针灸对穴位的作用效果。他们认为针的运动引起了局部磁场的改变。其实，针的运动也会引起人体全息场的整体改变。

中医的按摩手法，没有金属运动，没有磁力线的切割，但是同样有场的效应。这一定就是全息场。按摩是一种整体刺激，当技师刺激

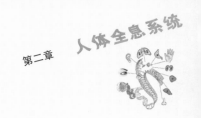

肾脏反射区时，除了会引起肾及相关部位的全息反射外，还会引起免疫系统、内分泌系统和神经系统的多米诺效应，从而改善人体全息场的总体平衡。

所以只有用"全息场"的概念，解释中医针灸与按摩的效果，才会更有说服力。在自然界中，也只有场效应，才能产生迅速的物理反应。如磁石板上的铁砂，在板下磁铁运动中，会瞬时按南北极排列。在日常生活中，有人晕血、晕针，触景生情，会马上失控。这种瞬间反应的传递速度，除了用生物电磁波的全息场效应可以解释外，用其他诸如化学介质传递或神经系统传导等假设去解释，都会非常勉强。

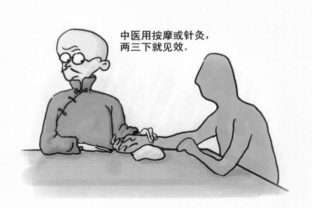

中医用按摩或针灸，两三下就见效。

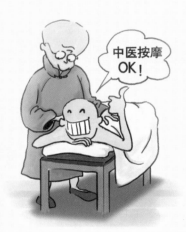

中医按摩OK！

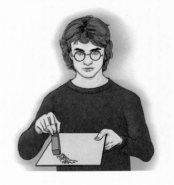

中医的推拿、按摩和针灸等手法治疗很神奇，可以立即改善病状。这种现象只有通过全息场才能够解释。因为在自然界中，只有场效应才能产生迅速的物理反应。如磁石板上的铁砂，在磁铁运动中，会瞬时按南北极排列。

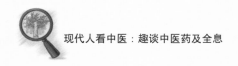
3. 来自物理学对全息的解释

（1）生物电磁波及场效应

必须强调，全息网与全息场的假设都是建立在体内生物电磁波的基础上。俄国科学家姜堪政博士，上世纪六七十年代，通过科学实验已经证明了，这些全息场或称气场的物质性，在于生物电磁场。只要人活着，体内基本粒子就在不停地运动，生物电磁波就会从人体的不同细胞中，不断地向外辐射。

信息是波的作用效果，不同波长和频率的波代表不同细胞和病灶的信息。当然原子及其以下的粒子为基本粒子，不具备完整的信息特征。分子代表物种属性，具有全息性。人体生物波是全息的。全息反射主要是利用疼痛反射的那段波长和频率。

疼痛是一种体内的病气汇集后的全息信号，可以反映出几种不同系统的失衡。疼痛信号是一种电磁波，指示人类本能地沿着疼痛的路径去按摩和压迫痛点。有时人体的疼痛路径及周身的痛点是延续的、有规律的蔓延在整条经脉上。有时人体的疼痛与西医解剖系统的疾病相隔甚远，有时也不走在中医的经脉上，完全是一种疼痛的场效应。只有引进了全息网和全息场的概念，才能自圆其说。

场效应会产生共振。群体的全息场与个体的全息反射有内在关系。如果将个体全息反射，

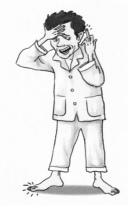

疼痛是病气汇集后的全息信号，可以反映出几种不同系统的失衡。有些痛点既不在西医的解剖系统上，又不在中医的经络系统上，只有通过引入全息网和全息场的概念，才能自圆其说。

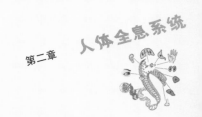

比喻成壁球，或比喻成射击，那么全息场就好比是壁球场或射击靶场。被击发的球或子弹载着能量，穿过空气介质飞向靶心。射手的成绩与赛场的气氛会相互影响，产生整体的场效应。足球和篮球的主场效应更加明显。每名主场球员和主场观众的强烈进球意念，都会产生极大的全息场效应，会影响个体反射的发挥。在医学上，群体的全息场来自病号间的交流，来自医生的信心和鼓励。

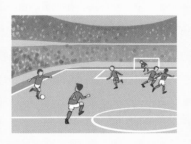

场效应会产生共振。群体的全息场与个体的全息反射有内在关系。如在足球比赛中，每名主场球员和主场观众的强烈进球意念，都会产生极大的全息场效应，进而影响个体球员的发挥。

　　人体全息反射治疗如果见效，所传递的正能量，会立即产生不断放大的场效应，带动其他相关脏腑或系统出现正向的回调。这就是为什么足疗、手疗等中医疗法，可以同时改善人体的免疫系统、神经系统和内分泌系统功能的内在原因。

(2) 基本粒子

　　宇宙形成时的基本粒子，是构成世间万物的物质基础，无论是无生命的，或有生命的物质，无论是植物或是动物，无论是最原始的低级动物，还是人类，其物理本质都是由统一的基本粒子构成。因此也都具备了物质、能量、场等基本物理特性。来自天体的宇宙粒子，在地球上引起许多的"灵异"或"灵性"现象的出现，从而产生了各种宗教教派的解释，也引起了天体物理学家、生物物理学家、生命科学

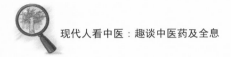

家等自然科学家的关注。

许多练习打坐和冥想（meditation）的普通人，也能真切地感受到宇宙能量由人脑巅顶的百会穴的"灌入"。宇宙能量是正能量，正能量可以驱逐邪念和邪气，引发自身正能量的提升，甚至感悟到灵魂的存在。经过开悟的灵魂，驱使躯体向宇宙空间打开心扉，充满善良和慈爱，形成了特殊的志愿者群体。他们爱好和平，保护环境，救助弱势人群，展现了宇宙间无限的正能量。爱是一种全息的基本粒子，它可以经过正反馈被震荡放大，也可以经过负反馈被抵消平和。

可以肯定的是，宇宙间基本粒子和人体内的基本粒子都带有正、负电荷。电荷之间的能量传递是在场中完成的。这个过程也许经由不同的渠道，如在人体中经由经络、神经通道，或经由全息网的通道。至于基本粒子与人类意识、人类灵魂的关系，我们目前不得而知，也不是本书关注的重点。

宇宙形成时的基本粒子，是构成世间万物的物质基础，具备了物质、能量、场等基本物理特性。宇宙能量是正能量，正能量可以驱逐邪念和邪气，引发自身正能量的提升，甚至感悟到灵魂的存在。许多练习打坐和冥想（meditation）的普通人，也能真切地感受到宇宙能量经由巅顶的百会穴"灌入"人体内部。

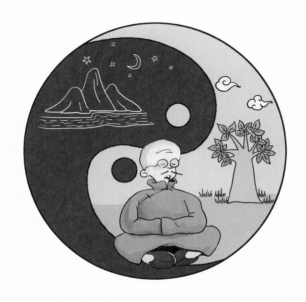

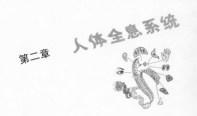

（3）气是基本粒子也具备波的特性

中国的道学以及中医学都认为，气是组成天、地、人的基本元素。天气为阳，地气为阴。并认为气具有能量，气血是生命的基础。中医认为气聚于脏腑，发于肤表，通达四肢。气在这里被认定为构成生命的"基本粒子"。

对此，朴素的中医学的认识与现代物理学的认识殊途同归。两者都认为物质世界与人体是由统一的基本粒子或气组成，都具有能量，能量的运动都会在某种场中存在与完成。

除了基本粒子有近似外，中医的气场观念，也与现代物理学中"场"的观念非常近似。人体的物理场多种多样，有已验证的电磁场等，也有尚待验证的全息场。已经证实的人体电磁场表明：人体电磁辐射功率已检测到的结果是每平方厘米 10 毫瓦，整个人体约 100 瓦，说明人体电磁场及其电磁能量是客观存在的。低频电场，即大脑及皮肤电阻、电波所伴生的生物电场中的电能是可以测量的。中医的道医不懂物理学，但认为有气场。

人类测谎仪就是以生理电子学及心理学为基础，对脑电波、肌电等生理参量的变化进行测试，以判别诚实与谎言。台湾学者认为，全身细胞随心脏跳动，频率共振，从而帮助血液的输送。大陆学者认为细胞共振力量不够，而大脑神经中枢调控的血管壁蠕动节率可以帮助血液的输送。另外，细胞发出的气，是能量也是物质。经过科学机构的检测，曾经证明过，中医的气具有物理上的波的特性，即有频率、有振幅、有叠加、有衰减。

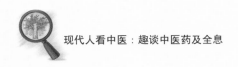

男人说话的频率是 95 ～ 142Hz，女人说话的频率是 272 ～ 558Hz。中医的佛医认为，人与天地同频共振的一定是低频。佛乐和咒语会很接近该频率。音乐治疗有疏解心情的作用，也会造成细胞在物理层面的改善，这种假设值得科学家研究。

中医从来就认为是气的运动推动了血液的流动，正所谓"气为血之帅"。总之无论是细胞振动，或是血管蠕动，或者是人气能量的推动，它们都是某种力学的运动，都产生物理上的矢量场。

从另一角度讲，在人体全息反射过程中，人体物质的基本粒子（即气血），不仅出现了物理上的能量传递，而且会产生化学的变化，从而改变人体生物场的范式。

众所周知，物理变化一般不生成新物质，但是化学变化会生成新的物质。人体是物质的，具有物质的物理、化学属性，这些在传统人体科学研究中已经证实。然而那些在中医治疗或全息医学治疗过程中，所产生的物质属性上的变化，人类尚需验证。未验证并不等于不存在，不等于无感觉，不等于无应用，更不等于无疗效。

（4）可感知的全息学气场

气是人体的基本"粒子"，全息场就是气场，主要包括信息场和能量场这两种形态，气场客观存在，被人类在不同程度上感知着。尤其练过气功的人，更容易感受到气场的存在。人体气场就是生物电磁波的全息场，它以生物微波的形式传递能量和信息。

有时人的气场很直观、很随缘。即使没有练过气功的人群聚会，

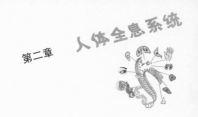

当陌生人加入，若气场不合，大家都会马上警觉，感到话不投机。这种感觉很直观，没有什么道理，这时的气场实际上就是典型的"信息场"。

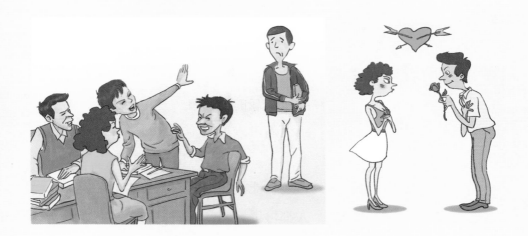

气是人体的基本"粒子"，全息场就是气场，包括气的信息场和气的能量场。气场客观存在，被人类在不同程度上感知着。有的人不合群，遭到大家的抵触，其实主要是气的信息场不合。与此相反，有的人一见钟情，主要是因气的信息场相合。

人的气场向外发散，生物电磁波能够以"佛光"、"人体彩虹"的形态，也可以以不同气味的形态，展示人体内气的存在以及气具有的全息性。这也是信息场的表现。

信息场能直接治病。依靠信息治病，有的技法非常古老，如道教的"祝由十三科"，靠画符等形成气场来祛邪。有的仪器非常前沿，如欧洲和北美前两年研制的信息收集仪，一旦输入患者的姓名、出生年月、出生地以及一种病症，仪器就可以告诉你，有关你健康状况的

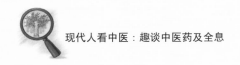
各种信息。还有一种仪器，只要把测试棒握在手里，不用其他任何动作，几分钟后，电脑便显示出你的各种量化的体检指标。两种仪器都是基本准确，非常神奇。当然这种研究属于"信息医学"的范畴，有广泛的前景。

另外，青霉素被注射到体内，就那么点的剂量，却能产生周身的效果，靠的绝对不是药力，而是信息。更何况一针青霉素里，百分之九十以上都是水。青霉素注射所传载的是信息。理论上讲，只要正能量的信息能形成场的效应，不仅病可以被医治，而且各种邪气和腐败可以被清除。

全息场除了信息场之外，还有能量场的存在。在中国公园晨练的气功师及气功爱好者，每个人都可以证明，有明显的自身气场或群体气场存在。这种气场伴随着修炼会形成能量，不断地冲击自身。这时的气场主要指"能量场"。能量可以向内聚集，或向外发散。向外发散就是气功治病，这属于道医的治病范畴。

人体全息反射的能量传输，必然存在于人体全息场之中。全息场的物理验证还有待人类去逐步完成。无论未来如何表达，所有场效应的最终汇集，都可以归纳为全息场的整体效应。

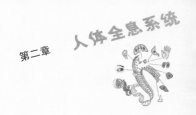

第四节 特异功能（超人能量）存在吗

　　如前所述，信息场加上能量场就是全息场。全息场是学术术语，通常被解读为念力做功，或称人体特异功能，或称为气场、念力场，也有人称之为意念场。有许多人都在研究"意念场"，认为人之所求，或人之所怕都是意念，都具有能量，很可能都会成为现实。它符合普通人求财的得财，求爱的得爱，求权的得权，怕鬼的见鬼的心理。中国在文化大革命后期，全国人民咒骂"四人帮"，"四人帮"就必然会垮台。正所谓"千夫所指，不病而死"。

　　欧美人讲的气场，实际上是营造推销的冲击力。中国人讲的气场，主要是能量场，是气的发功治病，当然也讲随缘，随缘是信息场的聚合。

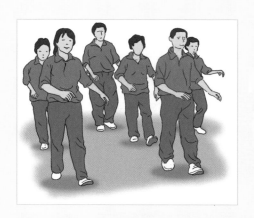
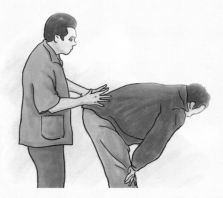

西方人讲气场，主要指气的信息场，以及信息场所带来的感染力和冲击力。东方人，特别是中国人讲气场，首先会联想到气功的调理和治病，这里主要指气的能量场。

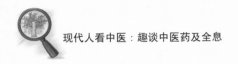

中国伟大的科学家钱学森院士，从 20 世纪 80 年代起，就特别关注人体特异功能的研究。在 1982 年 5 月 5 日他写给中宣部领导的信中曾有这样的表述："以党性保证人体特异功能是真的，不是假的"。钱学森认为，"人体科学也许是比 20 世纪量子力学、相对论更大的科学革命"。

人体特异功能客观存在。曾经出任台大校长的台大电机系教授李嗣涔，经过长时间人体研究甚至发现，人类在一定年龄段内，特异功能可以经过培养开发而获得。

毋容置疑，人类的遗传与进化肯定存在差异性及特异化。古代人生存条件恶劣，许多生理能力强于现代人。在现代人中，有的人的视力、听力、脑力等生理能力就是强于普通人。依靠这些特长，他们能做许多常人无法理解的事情。当然，加上人们传播中渲染放大的倍数效应，更显得神乎其神。

由于用目前科学的手段，人们尚无法完全解释人体特异功能的生命现象。所以那些只认"自然科学是科学"的科学主义者、那些被科学主义异化的科学原教旨主义者，对人体特异功能的研究产生了无比的愤怒。他们以特异功能宣传封建迷信、宣传反科学、动摇主流意识形态等为理由，与部分新闻机构结成联盟，打压和追杀各种他们眼里的"异端学说"。这种氛围确实绞杀了许多低级的、纯骗人的封建迷信，但也桎梏了像生物全息学等，有望拿到诺贝尔科学奖的中国项目。

气功治疗是科学的，它是人体生物电磁波的全息场对外的契合，是人体特异功能的开发与应用。医师用正能量、正面信息来排斥病人的负能量、负面信息。当然有气功的医师与没有气功的医师相比，即

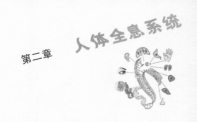

使按摩或针灸手法一样，效果也会完全不同。另外，遇到气场不合的病人要求做全身推拿或穴位按摩，医师一般不应上手。否则不仅治疗无效，反而会惹病气上身。有气功的医师会补气和排毒，能很好地保护自己。

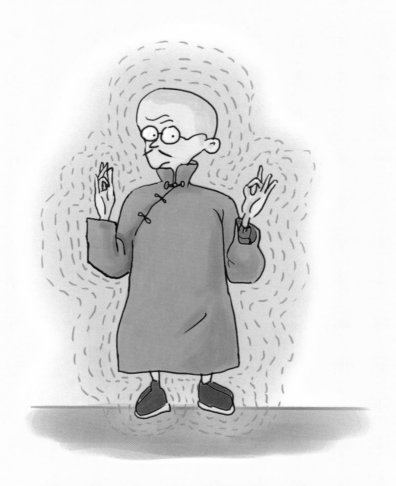

气功治疗是科学的，它是人体生物电磁波的全息场与外界的契合，是人体特异功能的开发与应用。有气功的医师会形成强烈的气场，与没有气功的医师相比，即使按摩或针灸手法都一样，效果也会完全不同。

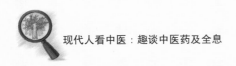

第五节 总结——有待发展的全息医学

全息医学是国内外一些学医学的人试图把物理的全息学嫁接在医学上的一种大胆尝试，是一门待完善、常被边缘化，但是非常有前途的新兴学科，可惜只开了个头，文章远没有做完。

全息医学起初采用的，基本上是经典西医的研究方法。国内外具有西医背景的人士，把张颖清教授提出的生物全息论中一些纯供学术研究的假设，如全息律、全息元和全息胚的概念加以继承和发挥，结合人的眼、耳、手、足等器官，进一步提出了反射区的与人体脏器相关联等种种新的假设，于是在医学界奠基了一门新的应用学说，即全息医学。

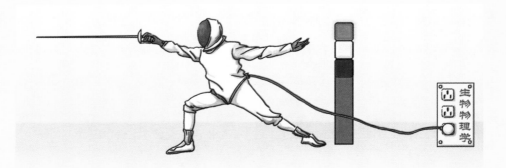

人体全息反射学是全息医学的应用基础。通过研究动态的生物物理学和生物电磁波，从而揭示人体脏腑与肢体反射区之间所存在的应答反应。全息反射学对于中医的手法治疗具有指导意义。

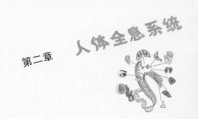

从反射区观点的提出，全息医学一开始就深深地吸引了中医们的眼球。因为全息医学所选择的反射区，与中医描述的脏腑有外象的那些区域不谋而合。全息医学有中医的影子。反射区几乎就是中医的脏象。然而全息医学却没有中医气的概念。

直到上世纪末，全息医学才正式回流到中国。1996 年焦春荣、田道正等出版了《全息医学大全》，总结了 1994 年 8 月在山东烟台召开的全国首届全息医学研讨会的研究成果。2009 年中医专家李兴广、郭长青等人联合撰书《中医全息学》，在全息医学中添加了中医的内容。

上述专家以及其他中医学者，把中医经络穴位和中医四诊的精华与全息医学相结合，各自在不同层面为中医全息学的普及做出了宝贵的贡献。

全息本身就是全部信息的缩写，是整体论，因此它与中医学有天然的血缘关系。总而言之，站在前辈们的肩膀上，我们在本文中提出了人体全息反射学的主张，旨在丰富全息医学的内容，为后人完善这门学科，尽可能地提供思路。

西医不承认人体有气，自然不依靠调气治疗疾病。西医更多地是依靠药物和手术治疗疾病。因此，人体全息反射学所表述的内容，对西医们诱惑不大，与西医无缘。中医依靠气和经络为人治病，与全息学的立场、观点和方法密切相关。我们相信，一旦人体全息反射学形成完整的学科，走进课堂，将会为中医打开新的视野，为中医的发展带来新的曙光。

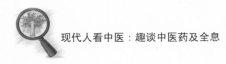
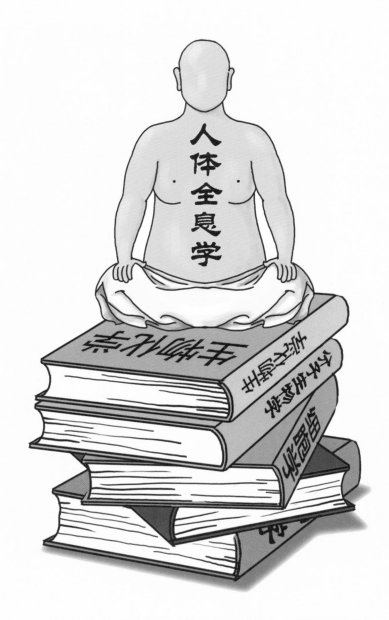

人体全息学是全息医学的理论基础。通过研究静态的生物化学和细胞学，从而揭示人体的全息性。

【下篇】实用篇

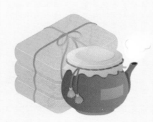

特别提示：本篇提到的调理方法、常用验方等，孕妇慎用，请遵医嘱。

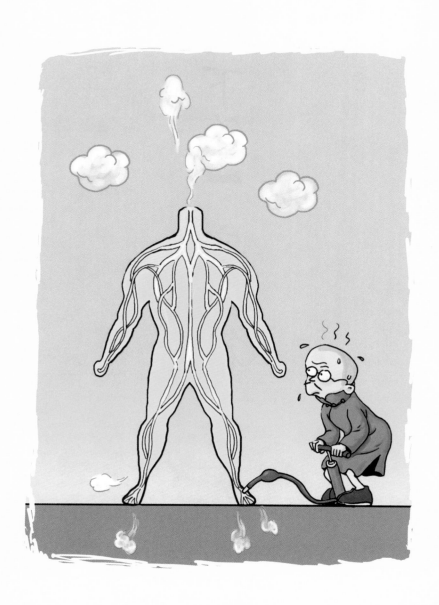

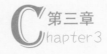

第三章
Chapter3

趣谈中医学

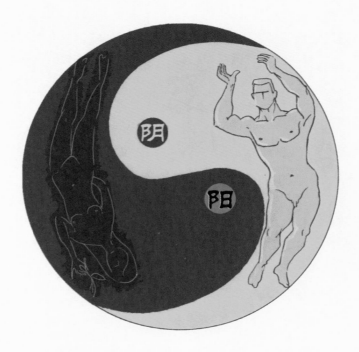

中医提出阴阳多是为了强调制约与平衡，重视动态的阴阳平衡，即阴平阳秘，这与西方的治国方式异曲同工。只有达到制约与平衡，一个制度才能稳定，一个人体才能健康，才能前进和发展。

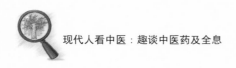

第一节 中医基础理论浅述

原子弹有裂变和聚变两种方式。人类思维也一样，外国人爱分析和解构，中国人好综合和总结。中国人凡事都爱以数字结盟，什么"三忠于四无限"，什么"五讲四美三热爱"，什么"一二三四五，上山打老虎"，编成了顺口溜，就便于总结和记忆。

中国国学大师季羡林先生认为，人类文化无非是东方文化与西方文化两大体系。就其思维基础而言，东方是综合，西方是分析。中医属于东方文化，在亚洲很有影响。日本的汉方医学、韩国的东医学，都有中国传统医学的影子。大家都爱综合和总结规律。

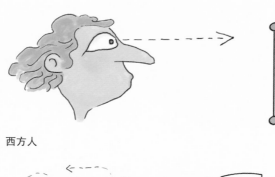

西方人

东方人

西医看问题受西方人思维方式影响，习惯直来直去，黑白分明。中医看问题受东方人思维方法影响，习惯左顾右盼，瞻前顾后，相信"事出有因"。西医相信"眼见为实"，重指标，重数据，重逻辑，排除其他干扰自然形成了局部观。中医重内因，重外因，重内外关系，自然形成了整体观。

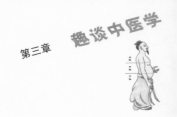

1. 中医的本体论——整体观

中医基础理论的核心是：天人合一的整体观，与辨证论治的方法论。

（1）整体观是中医的世界观

宇宙是一个整体，天气、地气与人气合一并且互相作用。天气、地气都会影响人的健康。《黄帝内经》说得好，"人生于地，悬命于天，天地合气，命之曰人。人能应四时者，天地为之父母。"

"天地合气"，表示了两层意思，即"天人合一"和"气的一元论"。宇宙浩渺，任何人在其中犹如沙漠中的一粒，沧海中的一滴，他什么都不是。还有人形容人如同一个细胞，一个国家如同一个器官。每个人、每个国家在宇宙间所能发挥的作用都十分有限。千万别高估了自己。真正把天地人、把宇宙万物都融合在一起并且真正能发挥作用的是天地，是天地之间"气"的吸引力。这便是万有引力。此种气及引力虽然都不可见，但是客观存在。在中国不论是圣人，还是帝王，都要恭恭敬敬地拜天地。

作为刚出生的婴孩，只有当他的"人气"，能够适应"天气的气候"和"大地的节气"的变化，天地这个父母才肯让他活着。四时指春、夏、秋、冬四季。人生下来，能过满岁，就具备了"生命"的资格，所以要庆贺。其实一年应当是五季，在夏与秋之间还有一季，即农历约6月中旬，大自然进入长夏季（使四季变成五季）。尤其在北方，长夏是"桑拿天"，皮肤潮潮的，闷热无风，大约持续20多天，特别难过。以上这些就是中医整体观的具体内容，其中主要包括了天地人合一，以及气的一元论。

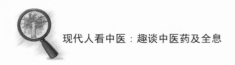

（2）中医天气与地气对五脏的影响

一般人感觉到天气影响心情。动、植物感觉到地气影响冬眠和播种。只有学习过中医的人才知道，天气和地气，影响到人的生命和疾病。西医大夫们开始意识到，患有某些疾病的垂危的病人有在特定季节大面积死亡的统计规律。有时产房产子按时辰走，一拨全是女婴。过了一个时辰，一拨全是男婴。究竟是怎么回事？谁都说不清。反正这些都与记录天体运行的时间有关，与天气变化的季节有关。

在五季中，天气有风、暑、湿、燥、寒五种状态。人生活在气候的变化中。人的肝、心、脾、肺、肾五脏，必然会受到季节和天气的影响，产生应季的疾病。如春季风大，肝风内动，人们个个爱发脾气或患感冒。夏季暑盛，心火上炎，人们个个容易口舌生疮。长夏暑湿，暑湿厌食，大夫说谁脾湿都不为过。秋季天燥，人们个个难免肺燥咳嗽。冬季阴寒，人们个个难免阳虚肾寒，也容易感冒。如果留意观察，应季的疾病就这几种。天地作为父母，允许人类得应季疾病。但是过了季，病仍不见好，那就是真的病了。人若久病不愈，就需要接地气，来解脱疾病。食物和中药都是地气的化身。

地气有直接地气和间接地气之分。直接地气跟着 24 节气走，因此大地从复苏到休眠，有几种状态。人在不同的节气，站在地面上或躺在地面上，都会"招惹"不同的地气。

间接地气是地上的植物结的果实，它们可以慢慢释放地气。果实可以是食物也可以是药物，它们都具有寒、凉、平、温、热，这五个特性（传统中药称为寒、凉、温、热四气），以及酸、苦、甘、辛、咸，

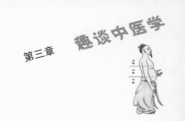

这五个味道。性味归经，会分别进入肝、心、脾、肺、肾五脏，来治疗脏腑之病。不知何时传统中药的"四气"，可改为中药的"五性"，来对应"性味归经"的提法？

总之，天五气按季节轮替，每年都会按季给人五脏带来对应的伤害。因此人体需要经常的手法调理，甚至需要地五气的药食，按性味归经来帮助恢复正常人气。这里说的就是大的整体观，即天、地、人形成"大气候"的整体观。另外中医还有小的整体观，即人体自身五脏六腑形成"小气候"的整体观。中医小的整体观说的是五脏六腑的整体运行。

2. 中医的方法论：辨证论治

(1) 什么是辨证论治

中医的方法论就是辨证论治。辨证论治比较复杂，它主要为大夫治病所用，其中包括辨证与治则。所谓辨证，就是看问题的视角，如八纲辨证、六经辨证、脏腑辨证、气血津液加上卫气营血辨证、三焦辨证。从上到下，从里到外，扫描一遍，把人看了个够。一般人用不着知道太多，更不用懂治则。只要懂得一点"八纲辨证"的知识就够了。

《黄帝内经》对中医辨证讲得精辟："善诊者,察色按脉,先别阴阳"。这里的察色按脉，就是中医的望、闻、问、切四诊合参。四诊是指：望其神，闻其声与味，问其病，切其脉。这是说，医生要通过四诊，首先检查是否有致病的内因。

中医认为：内因是变化的依据，外因是变化的条件，外因是通过

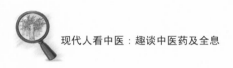

内因起作用的。因此要先查内因。凡仅仅由内因引起的不适，中医都认定其为虚证。若虚，还要辨是阴虚还是阳虚，这就是"先别阴阳"的含义。

　　民间有一个误区，认为只诊脉不说话的大夫是"神医"。那么不用诊脉，一看便知的，岂不更神？正所谓"望而知其病者谓之神"。其实，真正负责任的结论还是应当来自四诊合参。望诊，望的是精、气、神，望的是五色和五窍"泄露"出的五脏的全息。闻诊，闻的是患者的声音和身上的五味。问诊有"十问"的内容，切诊有二十八脉象。

望

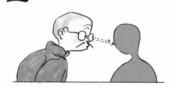

闻

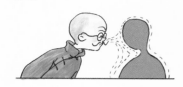

问

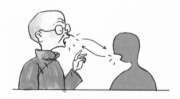

（2）辨证论治与中医四诊

　　目前，中医大夫最常用的是望诊中的舌诊。中医有"舌为心之苗"，"舌为脾之外候"的说法，舌头最能反映心及脾胃气血的强弱。舌的正常颜色是粉红色，舌上有白薄苔。舌质颜色偏白，表示血虚。舌苔过厚，表示脾胃气虚。舌头胖且两侧有齿痕，表示脾气虚和脾

切

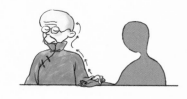

中医诊断，坚持望其神色，闻其声味，问其情况，切其脉搏的四诊合参，综合看问题下结论。中医诊断不用仪器，但可以参考西医的检测指标。只看指标就开方抓药的不是中医，是西医。

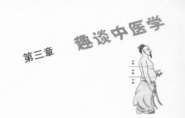

湿，后果是舌胖的人容易咬舌头。舌尖发红或整个舌头发红，表示有心火。整个舌头等分三个部分，舌尖部分代表上焦，舌中部分代表中焦，舌后部代表下焦。舌诊主要看心与脾的状态。人们每天早上刷牙的时候，可以顺便照镜子看看自己的舌苔。

切诊，即脉诊（与触诊）是中医的基本功。一般大夫切脉起码应当有 3～5 分钟，而且指按起伏，有轻有重，亦称"举、寻、按"。左右手都需要切脉。整个按脉的过程需要宁心静气。脉搏在左右手，拇指下掌纹的三指位置，从上到下以"寸、关、尺"为代表。左寸部代表心经与小肠，左关部代表肝和胆，左尺部代表膀胱和左肾。右寸部代表肺经与大肠，右关部代表脾和胃，右尺部代表右肾或称为命门。肝在左手，肺在右手，左升右降。寸关尺，正好分别代表人的上焦、中焦和下焦。左右寸的脉搏反应的脏器正好是心和肺。

中医讲究气血。左手脉象反映的脏器均与血有关，右手脉象反映的脏器均与气有关。一呼一吸间应当跳 4～5 次。过快表示脉数，过慢表示脉迟。举、寻、按差别不大，不快不慢为正常。一按脉就有感觉为脉浮，表示气足，按到底才感到有脉的为脉沉，表示气虚。发烧的人脉浮而且脉数。脉的跳动与人平时的行为相似。热了就走得快而且有劲。冷了就走得慢而且没劲。

为了便于记忆，我们自编了二十八脉象的歌诀："浮沉迟数、洪细濡弦，虚实滑涩、结代紧缓，长短微芤、革牢弱散，伏动促疾、兼脉多见。"一般来说，脉都是两种脉象在一起，称为兼脉，如感冒初期的脉又浮又快。如今真正能懂二十八脉象的大夫不多。如果能够较熟练地掌握"浮、沉、迟、数、虚、实、滑、涩"就基本可以判断大

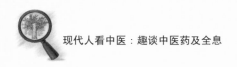
致的病况。不少医院的中医大夫，一上午要看六七十号病人，没有时间辨证论治，号脉也只是装装样子。不少大夫中医西治，见化验单就开药。

问诊需要时间，问的内容通常有十问。常见十问歌诀："一问寒热二问汗，三问头身四问便，五问饮食六胸腹，七聋八渴俱当辨，九问旧病十问因，再兼服药参机变，妇女需问经带产，小儿痘疹是否见。"问诊只能做参考，因为其中大都是患者的主观感觉。真正的好中医应当四诊皆用，缺一不可。

四诊合参是建立在中医基础理论上的应用，是中医的方法论。下面我们按照"一二三四五"的数字顺序，专门介绍一下中医基础理论（简称"中基"）的整体观。具体介绍可以编成顺口溜，如"一论、二说、三宝、四态、五脏、六腑"。具体解释是："气的一元论"，"阴阳和五行两个学说"，"精、气、神三宝"，"气、血、津、液四态"，"肝、心、脾、肺、肾五脏"，"胆、小肠、胃、大肠、膀胱、三焦这六腑"，以及按照中医的系统来介绍脏腑之间的关系。

3. 中医的一论：气的一元论

（1）气的一元论

长期以来，由于中医没有注意结合现代科学，尤其是结合量子物理学，对"气"给以新的解释。所以谈到气，就欲言又止，讳莫如深，生怕掉入虚无主义的玄学之中，遭人攻击和诟病，所以常常避而不谈。

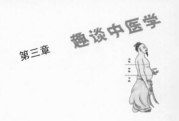

其实整个中医理论都是建立在气的基础之上，就连英文都把 QI（气的汉语拼音）作为单词收录了。

科学可以证明，人体的气客观存在，是构成核糖核酸、DNA、蛋白质和细胞这几类物质的基础。气是人体中的最小物质，它构成了人体的健康和疾病。因此，气的一元论是中医理论的基础。气是中医的基础词汇。

西医认为人体是由蛋白质和细胞组成的。细胞是人体中可见的最小物质。人的卵子小如一个英文的句号。其实，在人体中，核糖核酸更小，构成 DNA 或 RNA（核糖核酸），加上蛋白质，构成细胞。细胞群形成人体组织。组织构成器官，器官形成人体十大系统。中医看法不同。古人认为气是物质的本源，人由天气和地气合成。《黄帝内经》曰："天地合气，命之曰人"。

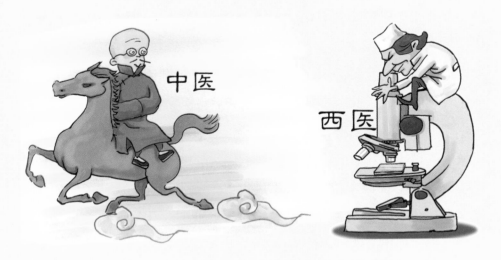

中医天马行空，讲的是天人合一的规律，认为人是由天气和地气合成的，即 "天地合气，命之曰人"。西医是科学，依据看得见、摸得着、可重复的数据，解释已知的规律，认为人是由细胞构成的。

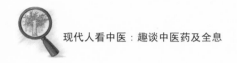

其实，气是比细胞、比核糖核酸还小的物质，是看不见的分子。它不仅构成了人，还构成了世间万物。气有味道和颜色，如酒香、桔香等气味都是人类看不见，但能闻到的分子颗粒。呼吸道病毒也是气体分子。天上的寒气让人打喷嚏，地下的寒气让人关节疼，这都是邪气分子进入人体细胞的连锁反应。还有雾霾、汽车尾气、炒菜油烟、装修甲醛等，都是以气的形式进入细胞，引起癌变的。

(2) 中医气的功能

中医认为，人体之气有五个功能：推动、固摄、气化、温煦和保卫。推动是气流促进血流；固摄是要控制血液流于脉中，而不溢出脉外；气化是让血变成气；温煦是让血中的养分，以气的形式笼罩营养全身的细胞；保卫是身体的正气抵御体外的邪气入侵。

气化是中医的专有名词。古人在气化过程中，用精气作为过渡，提出"精生髓，髓生血"，"血载气，血藏气"，因此气血同源，精血同源。沈红艺曾经撰文专论《中医气化理论源流考》。该文考证了气化一词的来龙去脉，认为对于气化，"后世医家都宗其旨来进行阐发，用以说明机体津液在生成、输布、排泄过程中，气与津液、津液化为尿液的生理机制"。说到底，气化描述了精气在三焦中，形成气、血、津、液等的各种物态变化。只不过古人用气化一词，代替了体内实际发生的气化与流化两种形态的转换过程。此"气化"已有先见之明。若古人那时提出液化，也就成了笑话。

另外，人体之气有四种成分：元气、宗气、营气和卫气。元气是

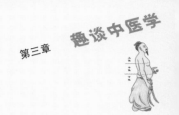

先天之精气，寄存于肾中，是爹妈给的，越用越少。宗气和营气都是后天之精气，是水谷和空气之精华，宗气聚集在胸腔中，营气行走于脉中，宗气和营气都可以补充元气的消耗。卫气行于脉外，游离于皮下，是与歪风邪气打仗的部队。病灶细分到底也是气，即病气和毒气。疾病的产生，起源于大自然中各种气体的交换。卫气没有防止住邪气的入侵，细胞受到伤害。细胞生病，人就生病了。

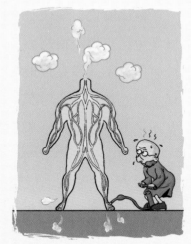

人气与天气、地气都有交流，所以必然存在气道。气道就是经络。人体除了会吸进氧气，呼出二氧化碳，还会吸入病气，放出生病的气味。这才产生了身体上的五味，即臊、焦、香、腥、腐，分别反映五脏，即肝、心、脾、肺、肾的不同疾病。

　　人体每一个细胞都是活的，它们呼出废气二氧化碳，吸进新鲜氧气，也会吸入病气，放出生病的气味。这才有了身体上臊、焦、香、腥、腐的不同气味，对应反映肝、心、脾、肺、肾五脏的不同疾病。如身体散出臊味，一定是肝脏有病，以此等等可以类推五脏。

（3）中医气的物理意义

　　世界顶级高能物理学家、顶夸克的发现者，美国费米实验室的学科权威之一叶恭平博士（Dr. Gong Ping Yeh），是专门在高能加速器里认识世界的科学家。他使用的加速器是世界上最先进的，能够看到世界上最微小的物质，如夸克。

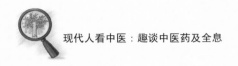

他比喻说，现代医学对人体的认识太显粗糙。他们就像在一个古城堡里，点燃一根蜡烛，看周围的事物。他们看到的蛋白质和酶都十分有限。不能说完全地在盲人摸象，但也差不多。加速器就像在古城堡里到处都安装了几百瓦的大灯泡，别说蛋白质，就连原子核里的质子，及质子里的夸克，都可以通过测量"看到"。

叶博士认为："气是分子的释放，不仅人类有气，就连大理石和水泥也有气。只要有味道，就证明其中有气存在。我们身上的原子与行星上的原子一模一样，没有分别。人身上的原子就是宇宙中行星的尘埃，人死了又变成尘埃，将来可能跑到其他星球上托生成某种生物。抛开灵魂学说，从物理学角度看，天、地、人本来就是一个整体的。由原子构成的人生存在着轮回，只是不同的物质形式罢了。在高能加速器中，基本粒子夸克和电子都是极其微小的气态。气是空的。细胞也可以细分到近乎气体的基本粒子。这是真正的科学，无人能否定"。（以上引号中的描述是叶博士在阅读本章时，亲自修改的。）

（4）气体的夸克是比细胞还小的物质

世界上什么存在，什么不存在，最终都是高能物理学家说了算。

夸克是世间一切物质的最小的基本粒子。任何物质，不论它们是固态、液态还是气态，都可以不断细分，分到分子，分到原子，最后细分到基本粒子的"夸克"层面。在高能加速器中，"基本粒子"其实都是肉眼看不到、微乎其微的"气"态。气是空的，所以叫空气。"空即是色，色即是空"，不仅是佛家的禅语，也是物理学家看到的事实。

物理学家认为，世界上的一切物质，分解到最小是原子，原子再细分就是夸克。人体的元素与宇宙星球的元素是一样的。人身上的原子就是宇宙行星中的灰尘，人死了也最终变成灰尘，托生成某种生物。中医提出气的一元论有前瞻性，完全符合高能物理学家的最新发现。

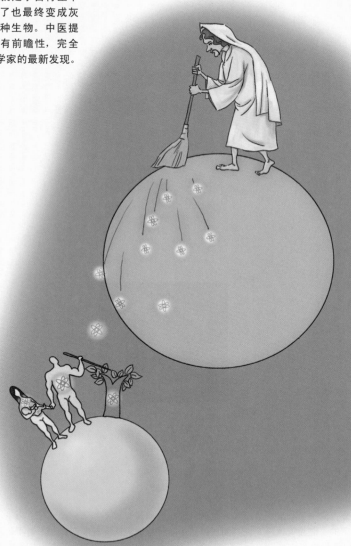

101

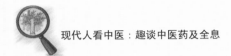

在物理学家眼里，没有绝对的真空，但一切物质又都是空的。你把手放在桌子上而没有掉下去，是因为你碰到了一大堆绕原子核运动的电子。木头与铁在手感上存在差别，是由于木头的分子与铁的分子不一样，分子里的原子结构和电子数目不一样。任何物质在原子核内的夸克层面都一样。木头、铁与人体是没有分别的。另外，由于所有物质内部的电子、夸克都在不停地运动，因此所有物品即使不用，也会老化和失效。只是有的材料老化的速度相对慢一点而矣。

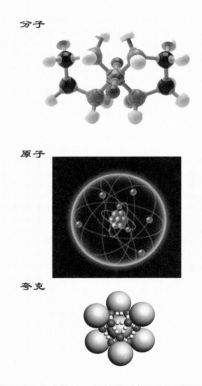

夸克是世间一切物质的最小基本粒子，任何物质都可以不断细分到分子、原子，再到基本粒子的"夸克"层面。在高能加速器中，"基本粒子"其实都是肉眼看不到、微乎其微的"气"态。人体的气是分子形成的，肉眼看不见，但有颜色和气味。气是生物电磁波，它是因夸克、电子等基本粒子不停地运动所辐射出来的。气无孔不入，相互影响和传染。

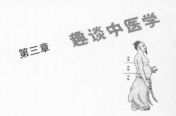

（5）细胞也会吸收和释放气体

西医可以证明细胞鲜活，里面也有"脏器"，医学上称为细胞器。细胞和人一样也会生气，也会"发脾气"和"放屁"。任何细胞，都可以细分到近乎气态的夸克层面。固态的病灶最终也可以细分成不同气体的组合。换句话说，病灶细分到底，也还是夸克。中医没有病灶的说法，直接就叫病气。病气在中医统称邪气。精气是正气。学中医关键要弄清楚气的分别，以及气道经络的走向。人体阴阳平衡，经络通畅，正气就充足，邪气就进不来。这就是《黄帝内经》讲的："正气存内邪不可干，邪气所凑其气必虚"。中医的目的就是要扶正祛邪。

（6）细胞内正气与邪气的斗争

每个人体内的正气决定了同样的环境下，他是否生病。中医珍视人体正气，认为饮食寒凉，或过多洗浴，以及多言或多动，都容易伤正气。中医相信意念可以聚正气。特别是道医，可以发功治病。中医相信精神对物质存在反作用。过度的、不良的情绪

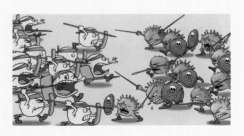

中医认为"正气存内，邪不可干"，可见气也分正、邪。人若正气盛，则其抵御外邪的能力就强，人就不易生病。不良的情绪会损伤五脏六腑的正气，进而影响到五脏六腑的功能，即喜伤心，怒伤肝，忧思伤脾，悲伤肺，惊恐伤肾。

会伤气，由气伤身。情绪中的怒、喜、思、悲、恐，分别影响到五脏之气的平衡。"喜伤心，怒伤肝，忧思伤脾，悲伤肺，惊恐伤肾"。这就是为什么，有人看球赛，一高兴引起冠心病发作，乐极生悲，反

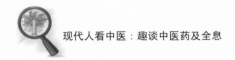

而死了，因为过喜伤心。也有人一害怕，就会尿裤子，因为惊恐伤肾。五脏生病，肝、心、脾、肺、肾除了会分别释放出臊、焦、香、腥、腐的气息，还会在青、赤、黄、白、黑的颜色上发生变化。人的气冒出体外，因气的颜色变化，形成了"人体彩虹"。物理学认为，气是能量，能量产生波。波的震荡衍生出味道和颜色。这就是气的一元论。

4. 中医的二说：阴阳学说和五行学说

（1）阴阳学说

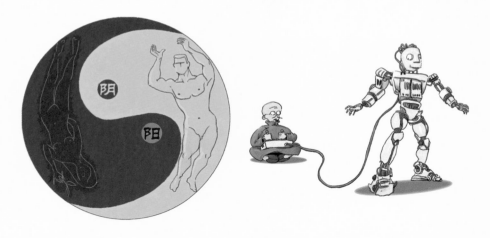

中医提出阴阳多是为了强调制约与平衡，重视动态的阴阳平衡，即阴平阳秘，这与西方的治国方式异曲同工。只有达到制约与平衡，一个制度才能稳定，一个人体才能健康，才能前进和发展。

中医的两说是阴阳学说和五行学说。中医的阴阳学说强调平衡，中医的五行学说强调制约。制约与平衡（check and balance）是民主制度的立国之本，也是中医的安身立命之本。"治大国若用小药"，"不为良

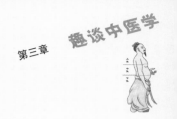

相便为良医"，治国与治病原理是相通的。孙思邈有名言："古之善医者，上医医国，中医医人，下医医病"。古时候好的宰相都懂中医，正所谓"大圣通医"。中国的中学教材也应当加入中医基础的内容。

中医的阴阳学说不是规律，是客观的状态。阴阳对立存在，对立统一。阴阳是一种归类方法，每类事物都内含着共同的属性。如静与动，女人与男人，黑夜与白天等。阴阳的叫法只是符号，提一个字就代表一类事物，引起对同类的联想。中医的阴阳范围是自己定义的，如中医定义属于阴的事物和人有：月、地、夜、水、寒、凉、湿、下、内向、女人、里、腹、足、血、脏、虚、静止、衰退、物质等；属于阳的事物和人有：日、天、昼、火、热、温、燥、上、外向、男人、外、背、头、气、腑、实、活动、亢进、功能等。阴与阳，此长彼消，共生共存。只有阴阳平衡，阴平阳秘，身体才能保持健康。

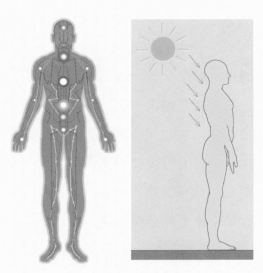

阴阳是一种归类方法，每类事物都含有共同的属性，即阴阳合一。以人体区域来讲，正面为阴，背面为阳。

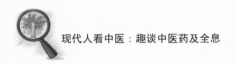

(2) 五行学说

中医的五行学说不是封建迷信，是客观规律的整合。

中国古人认为，宇宙由木、火、土、金、水这五种基本元素构成。这五种元素之间存在着相生相克的规律和"运行"关系。

人的五脏之间，同样存在相同的运行规律和依附关系，所以取名五行。几乎所有的中医都是按照五行的规律，来治病救人的。换句话说，千百年来，中医用千百万人的生命，总结了这一套以五行命名的客观规律。人们不应因科学尚无法解释五行的部分内容，就对养育了中华民族几千年的中医理论，提出颠覆。早在1929年前后，汪精卫等一伙人攻击中医。民国政府就曾经在少数"迷信"科学人士的蛊惑下，幼稚地演出了废止中医的闹剧。这一荒唐的主张，对于许多患病百姓来说是"要命"的事，引起了公愤。后来在民众的巨大压力下，很快得以纠正。

1) 中医五行的正确顺序

五行的正确记法，就是由木、火、土、金、水这个顺序去展开。如果一张口就是金、木、水、火、土，那说明此人是修道的，中医五行功课没有学好。中医的五行彼此相关，相生相克。当然中医的五行规律也并非一成不变的金科玉律。随着生存环境的变化（如地域气候的变化等），五行规律也可能会有微调，因此需要不断地修改、补充和完善。

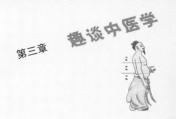

2) 五行是五脏关系的形象比喻

中医发现肝、心、脾、肺、肾五脏之间，存在着与木、火、土、金、水五种材质一样的、相生相克和相乘相侮的依附关系和运行规律。生与克很好理解，乘与侮比较陌生。乘表示克大发了，侮表示反仆为主了。中医的相生相克是常态，表示制衡。相乘相侮是病态，表示失衡。相乘，表明了中医认为病传染的方向，就是沿着克的方向。中医不说传染，称之为"传变"。如医圣张仲景的名言："见肝之病，知肝传脾，当先实脾。" 这里指的是，按照五行木可以克土，肝木有病会"乘"脾土。这里的"实"，不是虚实的实，而是要在脾脏先筑一道实在防火墙，防止肝病对脾的侵害。此话是中医"治未病"的经典例子，经常被引用，值得牢记。

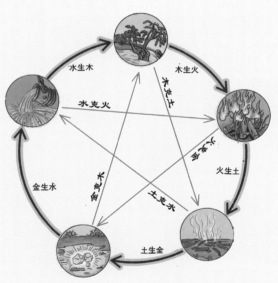

五行并不神秘，它是人类生活的五种依靠或材质。中医发现人的五脏很像这五种材质，彼此之间存在着相生相克的关系，便依据这种关系来治病。中医的五行分析是基本功，上治未病，中治欲病，下治已病。

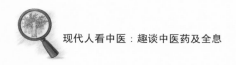

3) 五脏存在母子关系

在五行中，前面的材质是后面材质的母亲，后面的是前面的孩子。母子之间血脉相连。根据"母病及子"和"子病犯母"的规律，肾为肝之母，肾阴不足会损及肝阴，又因阴不制阳，造成了肝阳上亢。同样道理，心为肝之子，心血不足，不能养肝，累及肝血亏虚。中医治病的原则："虚则补其母"，"实则泻其子"。对于纯粹体内阴虚引起的肝病，应当补肾，因为肾为肝之母。对于外邪入侵引起的肝火过盛，应当泻心火，因为实则泻其子嘛。中医对于热病主张用寒药，对于寒病主张用热药，即"热者寒之"，"寒者热之"。中医是依据五行的生克关系来治疗五脏之病的。西医的肝脏有了毛病，不会通过心或肾去治肝病。中医就能够按照肝与肾和心，分别存在的母子关系，依照五行规律，通过调肾或调心把肝病治好。

4) 怎样弄清相生相克

母生子，母爱子，母爱伟大，子也不会克母。老板与员工，主人与仆人没有血缘纽带，纯粹是利益和利用关系，他们之间存在相克和乘侮的可能。有一个弄清五行和其生克的窍门，肝、心、脾、肺、肾，顺序念母子相生，隔字念主仆相克。克是制约，乘是克大发了，侮是反客为主。如肝为心之母，肝为脾之主，肝可以乘脾，脾可以侮肝。从说明五行的圆圈图上人们看到：肝生心克脾，心生脾克肺，脾生肺克肾，肺生肾克肝，肾生肝克心。

在自然界中，木、火、土、金、水这五行也是前后相生。如火可由木而生（钻木取火）；火灭生灰，积灰尘为土；土内藏金，土生金；

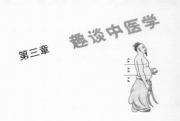

金即是石，石遇冷可凝结潮气而生水；水继而可以养木。借此，中医总结出暗喻五脏的"补虚"说法。如"滋水涵木"、"益火补土"、"金水相生"、"培土生金"等。另外借助五行的相克属性，如木克土、土克水、水克火、火克金等现象，中医也相应"变通"出以克治病的思路，形成了"抑木扶土"，"培土制水"，"泻南补北"，"佐金平木（针对木火刑金）"等说法。我们在本书后面的"趣谈中药学"一章中有详论。

5) 熟记了五行你就是中医

中医的五行学说，言简意赅，高度概括了人与自然的协调规律，记住了会终身受用。为了便于背诵，我们特编了五行歌诀。要说明的是，每行歌诀本身没有逻辑关系，按句拼在一起，有时会出现重复，纯粹为凑押韵。背诵时可以按句号的标注，分段记忆。所有歌诀的纵列，都是上下诸一对应。上下之间都是围绕着五脏展开，反映了该脏的需求和反馈。五行学说并非教条，仅供参考而已。（其中"五充"重复是为背诵方便）

中医的五行歌诀

（五方）东南中西北，　（五行）木火土金水。

（五主）疏血运气水，　（五色）青赤黄白黑。

（五化）生长化收藏，　（五腑）胆小胃大膀。

（五脏）肝心脾肺肾，　（五声）呼笑歌哭呻。

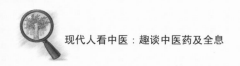

（五窍）目舌口鼻耳，（五液）泪汗涎涕唾。

（五味）酸苦甘辛咸，（五效）收坚缓散软。

（五性）寒凉平温热，（五气）风暑湿燥寒。

（五华）爪面唇皮发，（五藏）魂神意魄精。

（五处）头胸椎肩股，（五充）筋脉肉皮骨，

（五充）筋脉肉皮骨，（五息）臊焦香腥腐。

（五音）角徵宫商羽，（五态）握忧哕咳栗。

（五志）怒喜思悲恐，（五季）春夏长秋冬。

6) 五行的中医含义

在五行歌诀中，以五脏为核心，逐字顺序展开。"五行"就是"五属"，"五方"就是"五位"。其余"五这个"或"五那个"都是围绕五脏来说事。

如五脏中第一个字是肝，我们就以肝为例，试着展开五行的说词：肝属木，主疏泄，开窍于目，其液为泪，其腑为胆，其味为酸，其效为收，其位在东，其华在爪，其充在筋，其态在握，其色为青，其志为怒，其季在春等等。这是标准化的说词，借助"在"字或"为"字，读者可以参照例子，自己"安装"五行套路的其余内容和其他四脏。

7) 五行的应用实例

歌诀的解释是，肝五行属木，它生什么克什么就很清楚了。肝的功能是负责疏泄，即负责排出体内的废物或毒物。"开窍"表示内脏的外象，肝的脏象在眼睛，眼睛能反映出肝的问题。"泪为肝之液"，

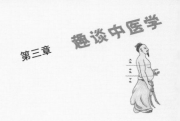

眼泪多与少都是肝出现了问题。肝的五腑对应是胆，肝不好会伤胆，同理，治胆有利于治肝。肝的五味是酸，酸入肝经，酸味的食物和药容易被肝吸收。酸的作用是收敛，可以固涩止泻。它的方位看"五方"，在东，睡觉在东方为好。它的健康状态看"五华"，即爪（手）。肝在"五态"中的字是握，表示肝不好的人，握不住东西或张不开手。它的颜色看"五色"，即是青（青是绿色，青草色），肝不好的人脸色发绿或手上青筋突起，另外肝不好的人应当多吃青色的食物。肝的五志是怒，怒伤肝，俗话说"气的我肝疼"，另外肝有火或肝受风，都容易发怒。爱发脾气的人吃疏肝的药有用。肝的季节在春天，春养肝，肝的五气是风，肝受了风容易发火，所以一般在春季，人们容易发火闹事等等。

　　读者如果把心换成肝，把脾换成肝，依次展开歌诀，那说起来就可以一套一套的，自己也可以给自己"看病"了。如查五行歌诀中的"五处"和"五充"的第一个字，说明如果你头顶疼或爱抽筋，表明你的肝脏出现问题了，吃点疏肝的药，会好一点。

　　有时我们听中医大夫讲得头头是道，油然钦佩，如：在春天，由于有风邪，所以容易伤肝；肝不好，爱发怒发脾气，爱大呼小叫，爱魂不守舍，爱流泪或少泪，爱头疼，爱抽筋，身体容易有臊味，因此应当吃酸的、青色或寒性的食物或药物，它们都入肝经；此外还应当听含有"角"音色的乐曲……一旦背熟五行歌诀，你自己也会说。

　　请特别注意：除了五脏可以类比五行，存在相生相克的关系外，其他歌诀只有上下对应的关系，不存在左右相生相克的关系。五行歌诀如同五条经脉，每个字都是一个"穴位"。五行歌诀从上到下，逐一对应，读者可以举一反三，灵活说事，甚至引出大半个中医经典。

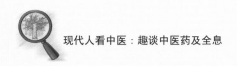

5. 中医的三宝：精、气、神

（1）精、气、神代表了什么

中医有三件宝，就是"精、气、神"。中国人常喜欢把精、气、神挂在嘴上，形容一个人的精神面貌。其作用就像"海、陆、空"三军仪仗队，代表军威。西医没有"精、气、神"的概念，只有"精神"的说法，精神饱满，或无精打采，其"精神"之意与中医的"精、气、神"相差不多。

目前，现代的哲学界和科学界已经把"物质性、能量性和信息性"这三性，正式作为判定物质是否存在的特性指标。按此逻辑，中医的精（精华）代表的就是物质，精是构成人体的最基本的物质，也是维持人体生命活动的基本物质。《灵枢·经脉》说："人始生，先成精"。精化为气，精为脏腑功能活动的物质基础。气（气功）代表的就是能量，是构成人体和维持人体生命活动的最基本物质之一。气是推动和调节脏腑生理功能的动力。神（神色）以精气为基础，但神又能驭气统精。所以说神代表的就是信息，而且是全息。可见中医的存在，有物质基础。足见中医老祖宗"精、气、神"的提法多么有前瞻性。

（2）精是三宝的代表

中医的"精"凝聚了人体的精华，应当比精子和卵子还小，还浓缩，接近雾状，更像是气，故称为精气。精气构成并濡养了精子和卵子，繁衍了人类。精气还濡养了全身的细胞，构成神气。精是体内的阳，

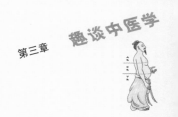

液是体内的阴。

　　中医提出，精主要来自两个方面：先天的父母之精华，后天的水谷之精微和空气之清新。用现代医学的语言翻译过来，"精"就是生父母先天给予的 DNA，以及大自然后天赐予的营养素，这些都是人的体内精华。由于物质化了的精、气、神都太虚无缥缈，若隐若现，故传统中医习惯以精为代表，阐述理论；以气、血、津、液为形态，解释各种功能和作用。从某种意义上看，中医的"精"，如同物理学中的"重心"，用一个点就可以代表人体的整体质量。

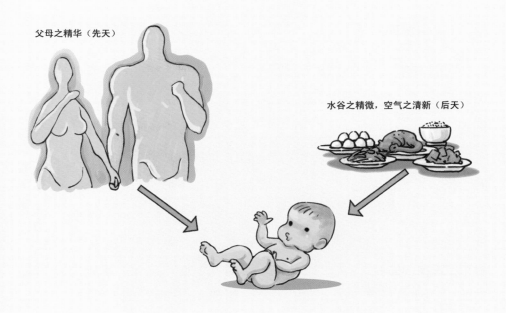

　　每个人的精，即气态精华，都来自两个方面，即先天的父母之精华，以及后天的水谷之精微和空气之清新。先天不足之人，身体虚弱，只能依靠后天的补养。

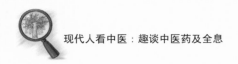

6. 中医四态：气、血、津、液

中医的"气、血、津、液"四态，与"精、气、神"三宝，两类说法，其实是一回事。总有人憋着把它们整合。若论区别，"精、气、神"主外，形容一个人的精神面貌。"气、血、津、液"主内，暗示一个人的健康水准。中医的精、气、神只是概念、是体内阳气的代表和象征，没有诊断意义。而气、血、津、液四态，在理论上对中医有诊断意义。这里的气可以是脾气、肺气、肝气、心气或肾气。血可以是心血或肝血。津液可以是肝、心、脾、肺、肾中，除了脾以外其他脏器的阴液。

(1) 中医四君子

在实际中真正有诊断意义的是，"气、血、精、液"是人身四君子。请注意，此处我们"津"换成了"精"。由于生病时，中医在辨别虚实时，习惯将气代表气虚，血代表血虚，精代表阳虚，液代表阴虚。所以我们主张用"气、血、精、液"的新提法来代替"气、血、津、液"的老提法，目的是想使中医的提法变得更有实操的意义。

其实不少中医早就隐隐地感觉，"精、气、神"与"气、血、津、液"这两种提法有些别扭。尤其初学者很难理解其中奥妙。于是有人著书立说，试图合二为一，变成了"精气、血、津液"来分别介绍它们的实用功能。这种尝试虽有新意，表面上看省略了对"神"这个虚词的解释，实际上却把"精气神"中的神性灵魂抽掉了，使之变得过于功能化。

但是如果我们采纳"气、血、精、液"的新提法，那么两者的合

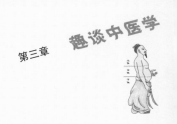

并，既保留了原先各自的内涵，同时又使其外延，与虚证的气虚、血虚、阳虚、阴虚这四种体质要素联系起来，使"中医三宝"和"中医四君子"都变得有声有色。

"气血精液"的精就是阳气，男女都有。液就是体内正常水液的总称。血来自骨髓，精（气）来自于右肾，液来自于左肾。中医讲"津血同源"、"精血同源"、"气血同源"。这些物质都是与血交融在一起，气血互生，是相互转换的，因此必然同源。

（2）津液可细分也可合并

中医认为，气、血、津、液四态中的津与液虽然经常混用，但是毕竟不同。"清而稀者为津，浊而稠者为液"。津存在于气血之中，分布于体表，滋润脏腑、肌肉、筋脉和皮肤；液藏于骨节筋膜、颅腔之间，以利关节、濡养脑髓。西医仅承认人体有血液、组织液、唾液等营养液体。要说这些与中医提出的"血、津、液"后三态，还比较近似。纵然叫法不同，也还说得过去。但是西医绝对不承认，人体有中医定义的那些"气"的存在，这是中、西医的一个本质的分歧。

7. 中医五脏：肝、心、脾、肺、肾

（1）中医的脏腑与西医的脏器

中医的五脏就是肝、心、脾、肺、肾。其中，除了脾的功能，与西医脾的功能南辕北辙外，其他的脏器，与西医的脏器基本就是同一

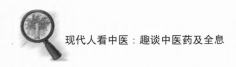

脏器，功能也有相应之处。

中医没有胰脏，也没有十二指肠等肠类的细分。也许由于古人们没有认真解剖，他们大致看到脾与胃连接，觉得脾的形状很像心脏、肝脏等实体脏器，就把胃当成食物过度的腑，把脾当成运化食物和水的脏器了。这样，无形中把我们身体中，那个帮助食物消化吸收的胰脏以及十二指肠都牺牲掉了。中文有"肝胆相照"。肝与胆本来就靠在一起。中医有脾胃不合，脾与胃八竿子打不着，应当是"胰胃不合"。胰脏与胃还靠边，它们贴在一起，都主消化。西医的脾是免疫器官，与中医定义"脾主运化"的功能，驴唇不对马嘴，让西医感到中医在睁着眼睛胡说，很没面子。

这个严重错误，首先是被清朝的名医王清任发现的。王清任通过他静悄悄地人体解剖，找到了胰脏，并在他的《医林改错》中画出了与西医解剖图一样的胰脏形状，称之为脾。可惜当时的中医界对王清任的改正，没有引起足够的重视。

(2) 中医的脾是西医的胰

其实西洋解剖图的第一个翻译者，还有一次改正的机会。如果他能够毅然决然地把西医解剖图上目前脾脏位置标注的英文"spleen"翻译成"胰脏"，把解剖图上的胰脏位置的英文"pancreas"翻译成脾脏。简而言之，就是将 spleen 译成胰，把 pancreas 译成脾，把两个单词翻译交换一下，那么所有中、西医之间对脾的纠结都会化为乌有。中医的五脏与西医的五脏就完全对应起来了。

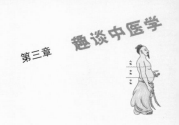

　　中、西医除了对脾的认识大相径庭外，对于其余四脏单体功能的看法大同小异。如果中医界都同意接受"脾"就是"脾胰"的说法，那么中医老师在讲授中医基础时，就可以对照西医的解剖图，来解释中医的脏腑，做到一图各表，西为中用。从而把中医的五脏具象化，不必再躲躲闪闪，好像中医的脏腑都是虚拟的。长期以来，正是因为中医的脾的功能，与解剖系统脾的功能南辕北辙，才引起众人对整个中医是否具有科学性表示怀疑。

　　现在学习中医的人感到很分裂。都 21 世纪了，什么都看见了，可是有的中医老师们仍然强调说"中医的五脏是脏象不是脏器，与西医的五脏没关系，学中医时要忘记西医"。但是不论是学生理解五脏，还是医生向病人解释五脏，大家又都不约而同地借用西医解剖图，来使脏象具形化。其实大家心里的五脏既是脏象，也是脏器。

（3）中医教材中的"脾"应该改名为"脾胰"

　　当然，今天若把人体解剖图的名称重新修订，将胰改成脾，将脾改成胰，也可以一劳永逸地为中医的"脾"沉冤昭雪。但阻力会很大，西医们很难答应，也很难改口。

　　目前，还有一个亡羊补牢的补救措施，就是把中医的肝、心、脾、肺、肾，改写成肝、心、"脾胰"（听起来差不多还是脾）、肺、肾去编入教材，流传开来。这样我们把"脾胰"合在一起念，可以让主运化的脾，在胰的脏器上具形。最起码，我们应当在中医教材或普及书籍中对此专做说明。之后人们仍然可以把脾胰称为脾，就像我们在物理

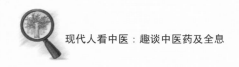

中讲的电流方向一样，其实方向是错误的，它与实际电子运动方向相反。但大家习惯了，也只好约定俗成，将错就错了。

（4）中、西医的五脏有什么不同

1) 西医的五脏是脏器

西医讲五脏，说的是脏器。五脏丁是丁，卯是卯，彼此没关系。西医强调每个脏器的功能分工。如：a. 肝是化工厂，负责制造、合成身体所需的多种化学元素、酶、氨基酸等等，并协助葡萄糖、蛋白质和脂肪间的转化，另外肝负责排毒和藏血；b. 心是泵站，负责给肺和全身提供血流压力；c. 脾是孵化站，负责淘汰老化的红细胞，把它们送到肝脏去"培养"和制造胆汁，另外脾负责培养免疫细胞；d. 肺是氧气站，负责吸进新鲜氧气，吐出二氧化碳；e. 肾是过滤站，所有血液都会先后经过肾脏过滤，去掉杂质和毒素，保持血液清洁。另外，西医的肾还有二次回收尿液中有用的化学元素的功能。西医的五脏之间分工明确，它们之间只有生理连接，没有生克关系。

2) 中医的五脏是脏象也是脏器

长久以来，中医讲脏象，不讲脏器。因此从不指明五脏六腑的位置、形状、结构和生理组织。此种讲法，在今天的信息化年代，还想延续，是绝对不可能的。若想普及中医，就必须既讲脏象又讲脏器。

中医强调五脏的功能和脏象，强调其整体性，很有道理。众所周知，一个人的五脏发生问题，一定会在手、脸、唇、皮、发（爪、面、

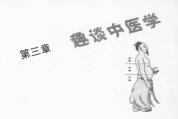

唇、皮、发）上表现出来。如耳垂下沿的横线是冠心病沟，病重沟就深。这只是中医讲的"有诸内必形诸外"的一个例子。脏象客观存在，有明显的规律性可以总结。

脏象直接反映脏器功能的变化。有时脏器切除了，脏象还在，功能还在。只是弱化了太多。因此中医多注重功能性的治疗，不介入器质性的替代，中医从来没有换脏器的手术，也不赞成动辄就摘除脏器。

心平气和地说，西医对脏器功能的解释，比起中医，要浅显许多，且缺乏整体观念。中医的脏象包含了全息学的要素，很有前瞻性。

（5）中医五脏的脏器功能

中医认为，五脏密不可分，每个"脏器"的功能都会影响到其他脏腑，乃至殃及或惠及全身。中医五脏的主要功能有：

1）肝主疏泄，主全身气机的疏泄，即气的升降出入。

另外肝负责排毒，藏血和藏魂。气为血之帅，肝气不舒，或者会导致肝阳上亢，造成高血压；或者会导致肝气郁结，造成月经不调和乳房胀痛。民间有一种说法：女子以血为本。由于"肝藏血"，故有"女子以肝为先天"的说法（另有"男子以肾为先天"。中医又有"肝肾同源"的说法）。

2）心主神明（思考）、主藏神、主血（即血的流动，提供全身的血压）。

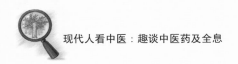

人的精神恍惚，甚至精神病，都可以通过看中医吃中药得到改善。在五行歌诀中，"汗为心之液"，心情紧张会出汗。同理，汗出多了伤心气，对心脏也会不好。

中医认为心主神明，这令不少人疑惑，明明是脑主神明嘛。其实中医的五脏是子系统，还包括其他器官。心就还包括意识的最深层。东西方对此是一致的。西方人也会下意识地说"我从心底爱你"，或者在T恤衫上印一个大大的红心，表示爱某一城市，而不是一个大脑袋。另外，现代医学发现心脏移植改变了人的性格，证明心脏有记忆功能。对于这点西医无法解释，而中医则可以解释为心主神明。

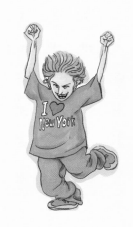

3）脾主运化。**脾主全身水与谷的运输消化**。

脾主统血（统领血的固摄）；另外"脾为后天之本"，"脾为气血生化之源"，"诸湿肿满皆属于脾"，"脾为生痰之源，肺为储痰之器"，这些经典的说法表明了，脾不仅可以生对人体好的"气血"，如它的运化失常，还可以生坏的"痰湿"。脾为脏，胃为腑，脾主升清，胃主降浊，因此有"肝随脾升，肺随胃降"的说法。脾喜燥恶湿，胃喜湿恶燥。如前所述，中医的脾就是西医的胰脏，负责消化。只要这个误解消除，中医的脏象便可以在西医的脏器上显形了。这对于普及中医至关重要。

4）肺主气。**肺为一身之华盖，朝百脉，司呼吸，负责提供新鲜氧气**。

另外肺为水之上源，负责通调水道。肺属金，肾属水，金生水，

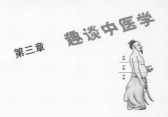

故肺为水之上源。空气的水分会被肺吸收。肺燥会引起咳嗽，所以冬季空调取暖，室内应使用加湿器。肺通过宣发的功能，把水谷之精微疏布到全身；同时把废液宣发成汗，或者肃降成尿，排出体外。遇到水肿的病人，在利尿的同时宣肺，如同提壶揭盖，加大压力，有利于排尿。另外，肺主皮毛，人的皮肤有病，可以吃宣肺解表的药。古人讲"肺主治节"，他们认为呼吸的节律与心跳的节律相关。毋庸置疑的是，在现实生活中，只发生一次的是事件，发生多次的是现象，不断发生的一定是规律。与肺相关的所有这些客观现象和规律，是西医知识无法理解的，但值得西医大夫们去思考。

5）肾主水。"肾为先天之本"。

肾主藏精纳气，精生髓，髓生血（这里与西医的骨髓生血一致）。肾的气是水谷之精气，不是氧气。氧气是有形之气，精气是无形之气。肾主排水和生殖。肾负责水的过滤，取之精华弃之糟粕。下面我们专门论肾。

(6) 中医怎样看待肾

1) 肾是供水和供气的锅炉

无论男女，左肾都为元阴，右肾都为元阳。左、右肾如同两只锅炉，左肾负责提供全身的阴液，右肾负责提供全身的阳气（精气）。阴有形，阳无形。阳有热力，可以传递做功。所以中医有"肾为水火之脏，主一身之阴阳"的说法。阳气不足，则阳具不举，故肾阳虚的人会阳痿。

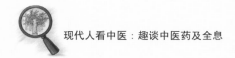

右肾又常被称为命门，是生命之门的简称。左、右肾收集的"水谷精微"和"空气清新"，这有形的物质，经过心火"点燃"左、右肾两个"锅炉"（中医称之为"引火归元"），便逐步升华成"津液"和"精气"（精气又称元气、真气、元阳之气）。津液走西医的解剖系统，精气走中医的经络系统，补充到人的五脏六腑，参加体循环。有了精气的注入，人气就有了"灵魂"，相貌上便洋溢出"精、气、神"。整个中医的基础理论也显得活灵活现。

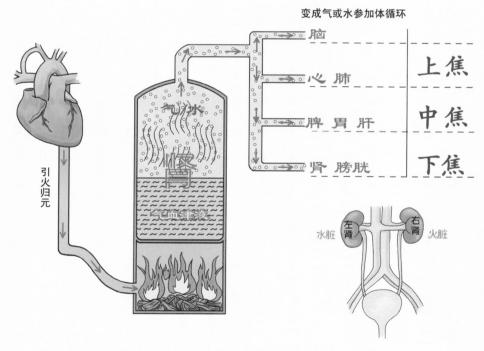

中医认为人的所有精华，不论先天后天都存在肾中。心与右肾都代表火。心火应当向下，引火归原，点燃左、右肾的炉腔，让所有精华变成气或水。气壮阳，水滋阴，如同标号汽油般供应人的头脑和五脏六腑。所以有"肾为水火之脏，主一身之阴阳"的说法。左肾是水脏，主阴，右肾是火脏，主阳。

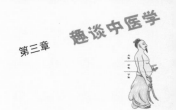

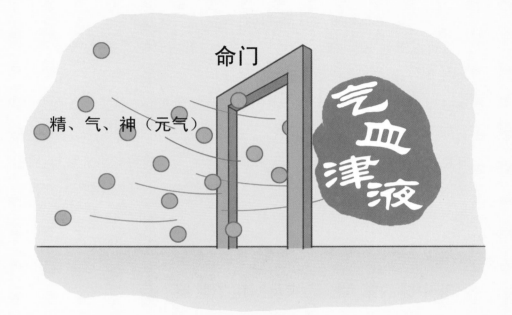

命门

精、气、神（元气）

气血津液

中医称右肾为命门，很形象。这道门是"无中生有"的生命之门。在门里的物质，即无形的精、气、神，经过右肾阳气的加工与升华，变成了有形的气、血、津、液这四种物质。男人若过度纵欲，的确右肾疼痛。几千年传承的中医理论很深刻，有预见性。

2) 右肾还管生殖

中医的右肾还包括生殖的功能，包括精子和卵子等。精子与卵子载有父母的全部 DNA 遗传密码，所以说"肾是先天之本"，不失为过。西医只认为肾是过滤血液的器官，此认识上有缺失。在现实生活中，如果男人纵欲过度，一个个都是扶着墙，捂着右边腰肾走路。这是为什么？西医对此解释不了。西医认为左、右肾的功能都一样。

3) 药能证明左、右肾的功能不同

补肾的中药的不同，也能够证明左、右肾的功能不一样。中医发现，

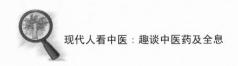

人类许多症状真的都与肾有关。如补左肾的"左归丸"、"六味地黄丸"等可以滋补阴虚火旺，令人浑身发热。补右肾的"右归丸"、"金匮肾气丸"等可以治疗畏寒肢冷，腰膝酸冷，阳痿早泄等。对治疗这些病症中医比西医拿手得多。源于中医对肾功能的看法，更加接近人体实际。

总之，中医在五脏中，对于脾、肝、肾三脏的功能格外看重。尤其是对于女性，如果她们长年注意，月经前疏肝、月经中健脾、月经后养肾，一定会减少如痛经等很多不适，还能保持年轻健康。

8. 中医的第六腑三焦及对应的脏器心包

中医把第六腑叫"三焦"。三焦是学习中医中难啃的骨头。三焦一词有两层含义：

a) 作为腑脏它具有个体功能。

b) 作为系统的代名词，三焦代表脏腑集中功能的位置，如同图书馆有三层不同分类书籍的书架。

三焦作为腑脏有它的个体功能。它与心包相配对：心包是脏，三焦是腑。马王堆出土的《十一脉灸经》（《足臂十一脉灸经》、《阴阳十一脉灸经》），记载了十一条经脉，它们是五脏六腑的经脉，唯独没有手厥阴心包经。到《黄帝内经》的《灵枢·经脉》，心包经的记载较完善。因此，三焦又称"孤腑"。西医没有气的概念，因此也没有气化、液化的三焦。三焦作为腑脏，只要脏象，没有脏器。这也从侧面说明了，脏器摘除了，功能还会存在。对此需要中、西医的共同研究。

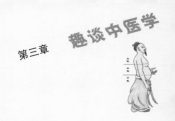

中医对心包的功能介绍也很有限。而且在西医的解剖图中，也没有实体的脏器与心包相对应。以至于有人把"心包经"想当然地作为一个脏，去与作为腑的三焦相配对。更多的人则把心脏表面的包膜，理解为心包。中医对心包的功能避而不谈，却对心包经的走向，及其上的九个穴位多有介绍。对于心脏病病人，有时按压心包经的穴位比按压心经的穴位还有效。

《黄帝内经》将作为腑脏的三焦称为"决渎之官"，司疏通水道的职责。三焦是精气运行的通道。精气通过三焦的上焦疏布到五脏六腑。中焦是分水岭。中焦以上的是气态，中焦以下的是液态。气体为精华，水液为糟粕。下焦负责把糟粕排出体外。三焦作为第六腑，其功能表明了人体体内，液体气化和气（体）的液化的转化过程。中医有"右肾司腑脏三焦之功能"的说法。这与右肾负责气化和液化的功能一脉相承。传统中医只讲气化，不讲液化，似有不妥。体内的液体会气化，气体会液化，这既是物理学定律，也更加接近人体的运行实际。

9. 三焦还是中医的系统工程代名词

以系统的方法，介绍脏腑功能、搭配及与时空的关系，合情合理。三焦在此是系统展开的代名词，便于提纲挈领。中国古代虽然没有系统工程学，但是已经具备了系统工程的分析方法。例如，中医把从胸腔至腹腔的整个空间划拨给三焦。这里的三焦不再是腑脏，而是功能集合的系统，是三个彼此相对独立，又互有关联的系统，并且作为五脏六腑的"栖身之地"。

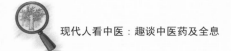
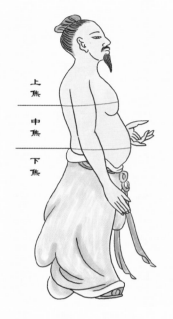

中医的第六腑是三焦，负责疏通水道和气道。三焦还是中医系统工程的代名词，作为五脏六腑的"栖身之地"。上焦是呼吸循环系统，中焦是消化系统，下焦是排泄生殖系统。中焦是分界。精华变成气，升华到上焦输布；糟粕变成水，从下焦排出。这个系统是整体的，不是彼此孤立的。三焦在中医的治疗和潜方用药中起很重要的作用，值得思考。

胸腔横隔以上为上焦，包括心和肺。横隔以下到脐为中焦，包括脾和胃。脐以下到二阴为下焦，包括肝、肾、膀胱、子宫等。上焦系统负责呼吸、循环，中焦系统负责消化、吸收，下焦系统负责排泄、生殖。五脏具有生命存活的基本功能。人躺在病床上，只要三焦的系统照常工作，哪怕昏迷了，人仍然保留生命迹象。

借用当代系统工程的词汇和归类方法，中医的五脏又可以被认为是三焦系统中的子系统。每个脏器又包括一个以上的器官。如在上焦中，心子系统包括了心、脑和神经系统。肺子系统包括了肺及气管。在中焦中，脾子系统包括了脾、胆、胰、胃、十二指肠，以及肝脏的一部分和小肠等。在下焦中，肝子系统包括了胆与大肠等器官。肾子系统包括了膀胱、尿道、睾丸和卵巢等。五脏属于子系统的提法起于近代。对五脏子系统所含器官的划分，至今仍然在讨论，没有统一的结论。

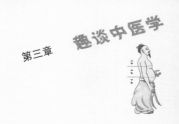

就解剖位置而言，肝应当包括在中焦的腔内。但是"肝肾同源"，肝肾又都有排泄废料的功能，因此将肝划归下焦。此三焦的划分，重视功能、轻位置，是"系统工程学"中典型的分类方法。证明古代中医就具备了系统工程学的初步思想，并将此思想用于治疗实践。最典型的例子有，中医习惯将中药黄芩、黄连、黄柏，分别作为清除上焦、中焦和下焦湿热的良药。在此，三焦分别作为中医的系统诊治的代名词，来针对具有相同功能器官的集体失衡。

在五脏之外，中医还有奇恒之腑的说法，如脑、髓、骨、脉、胆和女子胞（子宫）。奇恒之腑，没有具体的"脏"与之相对应。中医对它们的功能也无特别的解释，目前只有原则提法而已。但是如果中医能够把奇恒之腑论透，中、西医将可能实现更完美的对接。

最为重要的是，三焦作为以功能为代表的系统集合，可以顺理成章地解释中医的脏腑功能、脏腑间的搭配关系，以及子午流注对脏腑功能所产生的影响。

（1）中医的脏腑的功能

六腑与五脏是中医的说法。中医规定表腑里脏，阳腑阴脏，脏腑如影相随。中医重五脏轻六腑，实际上是重阴轻阳，即"重女轻男"。诊病治病多从脏上找原因。六腑与中医的五脏相表里。大家常说的五脏六腑，是典型的中医表达，但谁也不知道它们长什么样？因为传统中医的脏，说的是功能，没有具体形状。一说形状，可能会牵扯出一个或几个器官。

脏器是西医的术语，脏腑和脏象是中医的表达。脏器是人体的一

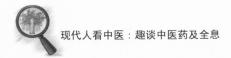

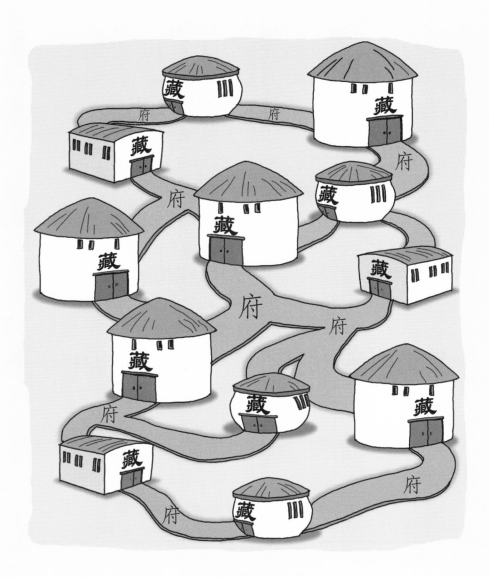

中医的"脏"与"藏"，"腑"与"府"是通假字，可以通用。中医的"脏"表示收藏精华，要"藏而不泻"。"腑"是管状器官，表示府衙，过堂，什么都不积压，要"泻而不藏"。若脏不能"藏"，腑不能"泻"，人便出了毛病。

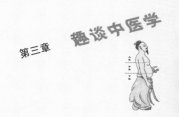

种器官，是具有功能的器官，如心脏、肝脏、肾脏、脾脏等。英文中脏器与器官都是同一个后缀（organ）。西医压根没有"腑"的说法。

脏腑的中文选词表明了它们的功能。在脏腑中，中医讲的"脏"，在古文与"藏"（念西藏的藏音）是一个字。古文的"心脏"即"心藏"，"肝脏"即"肝藏"，凡此类推。"藏"表示封藏精华，称为脏的脏器都有"藏"的功能，因此要"藏而不泻"。中医的"腑"，在古文中与"府"是一个字。古代的府衙，用来过堂，传化、过渡。总之什么都留不住。作为"府"就是要讲究"通"，对案件不能积压，因此要"泻而不藏"。

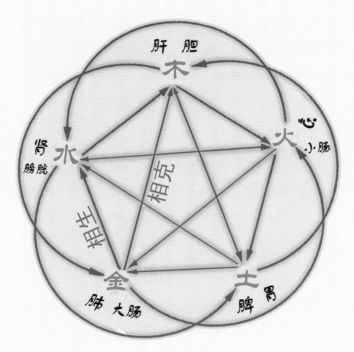

五脏与五腑之间存在固定搭配。这是由于气道、经络的连接，而不是解剖上血管、淋巴管的连接。西医虽弄不懂这点，但对"脏"与"腑"的配对犯病，唇亡齿寒，还是有感觉的。西医如果遵循中医所表述的脏腑配对，弄清器官之间的联系，其科研成效会更上一层楼。

129

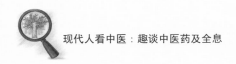

中医遣词造句，讲究形象和精准，刻意区分脏、腑，是有目的的。如果脏不能藏，腑不能通，人体就会生病。所以"藏"与"通"，是中医对脏腑的考核指标。上、中、下三焦也有通畅的问题，故也被称为腑。

（2）中医脏腑的固定搭配

中医的经络气道有固定走向。中医的脏与腑，有固定的搭配，如肝与胆，心与小肠，肾与膀胱，肺与大肠，脾与胃。前者为脏后者为腑，五脏对五腑。然而中国人都说"五脏六腑"，没有说五脏五腑的。另外的一个腑就是三焦。古人把"心包"（即西医解剖图上包围在心脏周围像头冠一样的动脉血管）作为脏，与三焦之腑配对。这才把五脏五腑的十条经脉，变成了十二条，称为十二正经。

中医脏腑之间的配对，从西医解剖图上看，完全没有道理。这种配对完全是人体气道经络循行的结果。如作为脏的心与作为腑的小肠，在解剖上没有"血缘"连带关系，但是人体的气道经络却把它们联系在一起了。有时心脏病重，不便处理，治疗小肠对心脏也会产生积极的影响。中医脏腑的说法，体现了中医的整体观。脏若有毛病，一定会影响到与其配对的腑。脏与腑同病相怜，唇亡齿寒。所以对腑进行治疗，一定会改善相对应的脏器。中医的腑中最重要的是胃。胃是实实在在的消化器官，甚至能找到点"脏"的感觉。这或许因为中医没有胰脏，大家议论消化，总想拉上个靠谱的器官。人们口说"脾胃"，心里想的就是胃，绝不是解剖图上的脾。

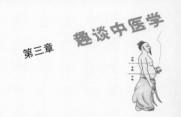

（3）中医的子午流注

气血的经络循行是客观的，途经脏腑的固定配对也是客观的，这如同人的生理周期和心理周期，不以人的意志为转移。气血从夜里23点起，流注胆经，凌晨1点流注肝经，然后是肺经、大肠经、胃经、脾经、心经、小肠经、膀胱经、肾经、心包经，最后于21点流注三焦经。其中每两个小时换一个经，并且一个脏接一个腑，一个腑接一个脏，从不乱套，永远固定搭配。

中文的"子午"表示时间。每两个小时为一个时辰。一天12个时辰，气血正好在身体内相对应的脏腑循环、流注一圈。每个时辰因气血的注入相对应脏腑，会活跃一条经脉。在该时辰中用扎针、吃药的方法治疗该经的病证，叫因势利导，其效果要好得多。如，早上5～7时流注大肠经，此时排大便比较容易。早上7～11时流经脾胃，此时营养吸收充分，有利人类在恶劣环境下，为生存储存脂肪。在此段时间内进食，身体容易吸收，也容易长胖。想减肥的人应当注意进食量。以上就是著名的"子午流注"，记录了气血在十二条经脉中的循环顺序。脏与腑的固定配对，因为循行而形成。为何如此搭配？完全没有道理，纯属是客观存在，人体就是这么生成的。

对于流注和搭配，西医解剖系统虽然无法认证，但是他们也承认，不同的疾病爆发和死亡，与时间和季节有明显的相关性。子午流注客观存在，是自然规律，将来的科学可以证明。有一个子午流注顺口溜可以帮助记忆：肺大胃脾心小肠，膀肾包焦胆肝藏。从肺开始，表示从凌晨3点开始进入计数循环。最后"藏"字只是为了押韵，没有意义。

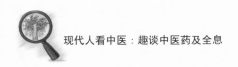

第二节 中医的形成与演变

　　古代中医的医字是繁体的"毉"，正是医字下面一个巫字。巫并非都是贬义词，在商、周两朝巫是地位较高的官职，不单指"跳大仙"那种召亡祈祷的封建迷信。巫医有一法一术，靠法术和功力给人治病，也相信狐仙等附体。典型的巫，有与鬼神相关的"祝由十三科"，相信人类的疾病源自阳性与阴性两个空间，人们诵经般的那种低频的咒语，是沟通人类与宇宙空间的唯一语言，可以借助外力引福祛邪。因此，巫医除了靠约 20 种药物和针灸、拔罐等治疗阳性空间的疾病外，主要靠掐咒打卦等，来治疗阴性空间的疾病，看起来玄乎其玄。

　　说古中医最早是巫医，并不夸张。后来才出现了道医。人们熟知的扁鹊、华佗、张仲景、葛洪、陶弘景、孙思邈等著名中医都是道医。相传他们有透视功能，能看到病灶的位置，并能以正气驱逐邪气。气功是道医的功夫，一般儒医和佛医没有。道医的运气针灸比其他医的针灸见效快。道医使得中华医学有了长足的发展。道医以《道德经》、《黄帝内经》和阴阳五行为理论基础，讲究形神兼治。道医也擅长针灸、用药、气功、导引，但也继承了巫医部分的符箓、咒语和祝由等旨在解决灵魂层面问题的内容。除了道医，流传至今的，还有佛医（又称僧医）和儒医。佛医是居住在寺院里的少数僧人，他们多是高僧大德，主要为寺院的僧人和进香的信众看病。僧医信奉同样的中医理论，但重在治心，认为"万病皆由心生"。他们更相信医治病人的心灵是

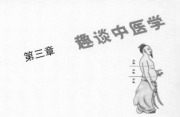

重中之重，有时甚至可以收获不医自愈的奇效，特别是对癌症病人。对此西医有很合理的解释：只要人们的心情好，睡眠好，人的免疫系统就会恢复战斗，疾病有可能不医自愈。

目前的道医和僧医没有固定的医院和治疗场所。他们多游走于名山大川或道观之中。他们没有行医执照，但是好的道医和僧医都有几手"看家的本事"或绝招。他们治病的本领常在儒医之上。有的百姓称他们是"神医"或"华佗转世"。

在儒、释、道三种医学的传承中，最能形成规模的首推儒医。儒医使得中医成为系统。儒生们最拿手的就是，包装正统和完善理论，但他们不信法术。因此，我们现在的中医不讲法术。为了便于百姓理解，儒医把中医比作社会，给五脏六腑和中药，都按君、臣、佐、使封了官。儒医以《黄帝内经》和阴阳五行为理论基础，讲究标本兼治。他们承前启后，奠定了中医的整体框架。受儒医的影响，当代中医的理、法、方、药等基本内容，还是聚焦在对病人身体的医治上。表面上看，儒、释、道三医所长，好像正对人的"身、心、灵"三个层面。其实这正是当代主流中医，应当深入挖掘的三个方向。

严格地讲，中医是儒、释、道三家医学，加上各民族如藏、苗、蒙、回等的民族医学，这才构成真正意义上的中医。中医是中华民族及各门各派医学精华的总和。中医在全球的标准英文名称是：TCM（Traditional Chinese Medicine）翻译过来是：传统中国医学，简称中医。显然，今天的中医不再有巫术了。

战国时期的神医扁鹊，是历史上将医巫分业的第一人，他会用望、闻、问、切四诊断病，并掌握了灸熨、按摩及药物治疗等方法。扁鹊

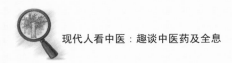

当时有六不治原则，其中一条就是"信巫不信医"。巫术虽然是传统中医的一部分，但不属于中医的主流学说，常年被边缘化。但是，由于一法一术的巫加医还能治好一些病，在民间亦有市场，也很难一棍子打死。在国外，巫术与玄学也是被科学最早抛弃的玩意。也许在将来，科学还会将许多当时看不懂，后来看懂了的，有用的东西重新捡回来，比如生命科学中的人体特异功能。这一切印证了中国的《列子·说符篇》中的一句名言："且天下理无常是，事无常非。先日所用，今或弃之，今之所弃，后或用之。此用与不用，无定是非也。"据报道在日本及欧美一些国家，专门设有机构，研究这类所谓巫的神奇力量。

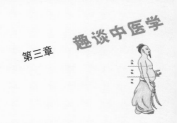

第三节 西医中的中医影子——顺势疗法

从本质上讲西医是属于"对抗医学"（Allopathy）。学习西医的人有接受挑战的职业习惯。自古以来，西医们就像一群勇敢的斗士，与各种疾病展开了针锋相对的不懈地斗争。途中有人动摇。在18世纪末、19世纪初的欧洲德、法两国，有医生主张"顺势疗法（Homeopathy）"，来改

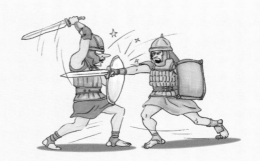

西医是对抗医学，要拼个你死我活。用药消灭敌人，用手术切除敌人，是西医的一贯主张。但西医越分越细，把人体各个局部都当成了研究对象，最终变成了科研而非治病。

变传统西医对抗的锋芒，他们主张同类相治，因势利导，免疫治疗，选择与人体相似的金鸡纳霜治疗伤寒和霍乱，从而挽救了1813年拿破仑大军从俄国战败，退到德国莱比锡时，军中成千上万感染伤寒和霍乱的人的生命。当时坚持传统疗法的医生们，对这场灾难完全束手无策。另外，顺势疗法主张以毒攻毒，以小毒刺激人体免疫系统，激发其活力来对抗瘟疫，比如种牛痘防天花。

其实这种以"小恶制大恶"的实践，最早源于中国"以毒攻毒"的理念。最典型的是用蛇毒治疗毒蛇咬伤。另外，公元10世纪在宋真宗时代，中国就有接种人痘防天花的记载。不同的是，中国古人是用

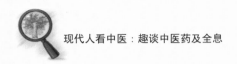

病人的皮痂研成粉，通过吹入鼻内进行预防，而非种牛痘。当时全世界对治疗和预防天花没有好办法。1688年（清康熙二十七年），俄国医生来北京学习种人痘的方法。之后由俄国人传到土耳其。英国驻土耳其大使夫人孟踏古看到当地孩子用此法预防天花，效果很好，就给她儿子种了人痘。之后传入英国，受到英国国王的赞赏。再由英国传入欧洲大陆和印度。尔后在欧洲发展成种牛痘技术后，又通过"出口转内销"流传回中国。足见中、西医之间的时代渊源。顺势疗法虽然在历史上功绩卓著，属于纯粹的西医，但至今仍未跨入西方主流医学的门槛，始终处于被边缘化的状态。

很多人感到顺势疗法有中医的影子。其实中医学比顺势疗法更少对抗的锋芒，更接近自然。中医治病主要依靠调气治疗。中医认为，病有虚证和实证两种形态。虚证是体内的气血不平衡所致。实证是外部的邪气因为体虚，乘虚而入所致。"正气存内邪不可干"的意思是，只要体内正气足，病灶、瘟疫等歪风邪气都进不到体内。顺势疗法没有中医虚、实证的概念。虽然他们也用中医以毒攻毒的方法，也按取类比象的中医原则选择草药，但是顺势疗法没有中医的整体观和方法论做支撑。

中医按人体的经络循行，利用针灸、按摩、刮痧、拔罐、刺络放血等手法调理气血，甚至利用中药的性味归经来治病，其目的都是调节病人的经络和气场，扶正祛邪，排毒解瘀。中医的本质是平衡疗法（Balance Therapy），讲究人体气血动态的阴阳平衡，即阴平阳秘。这些全是中医整体观的具体应用。

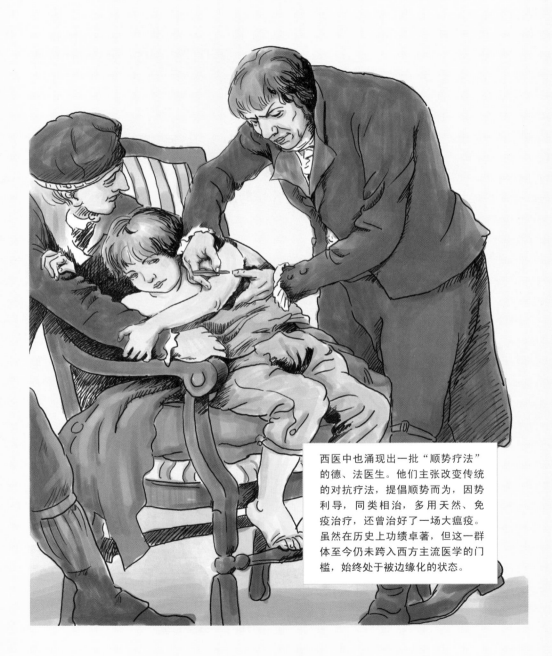

西医中也涌现出一批"顺势疗法"的德、法医生。他们主张改变传统的对抗疗法，提倡顺势而为，因势利导，同类相治，多用天然、免疫治疗，还曾治好了一场大瘟疫。虽然在历史上功绩卓著，但这一群体至今仍未跨入西方主流医学的门槛，始终处于被边缘化的状态。

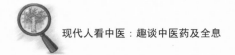

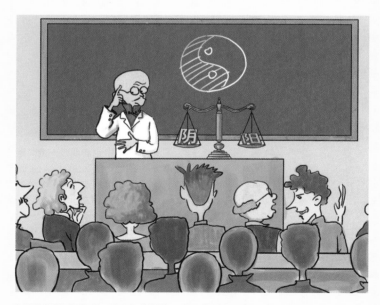

第四节 中医的优势

中医的天然优势，是不依赖西医的医疗设备和特制药品，就能诊病治病。特别是在荒郊野外，孤立无援，遇到突发事件，叫天天不应，叫地地不灵。此时中医的手法治疗最能派上用场。

中医是文化，中医是哲学，中医博大精深。我们试图用浅显的语言、图文并茂，以及用中西医对比的方式，增加大家对中医的了解和信任，但仍难免挂一漏万，就当抛砖引玉吧。

中医比顺势疗法更加强调各种平衡，强调自然和天然。中医也必须改变传统的表述方法，接受西医、顺势疗法、全息医学等独立学科的精华。通过此书，让更多的人了解中医，接受中医。

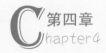

第四章

Chapter4

趣谈中药学

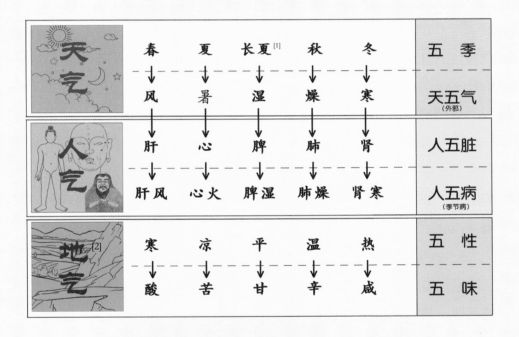

天气	春	夏	长夏[1]	秋	冬	五季
	风	暑	湿	燥	寒	天五气（外邪）
人气	肝	心	脾	肺	肾	人五脏
	肝风	心火	脾湿	肺燥	肾寒	人五病（季节病）
地气[2]	寒	凉	平	温	热	五性
	酸	苦	甘	辛	咸	五味

中医认为天地人是浑然一体的。天有万病，地必有万药，有病必有药治。地气转化成食物或药品，药食同源，都具有五性、五味，可以入五脏，治疗相应季节的疾病。

注：[1] 长夏在农历六月，潮湿，常出现"桑拿天"，应独立为一季。

　　[2] 地气转化成食物或药品，药食同源，都具有五性五味，性味归经，可以入五脏，对应治季节病。

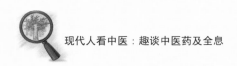

第一节 中药治病的机理

我们多次提到中医与西医的治病理念不同。中医讲究"平衡"，即保持体内的阴阳平衡。西医讲究"对抗"，即用抗生素消灭病原体，或者手术切除，或者置换新的器官。中医把病分成两大类：虚证和实证。中药自然也就分成两大类：补药和泻药（攻邪药）。万变不离其宗，"虚则补其母"，"实则泻其子"。

中药的治病机理是"接地气"，是真正意义上的接地气。

天有万病，地必有万药，有病必有药治。天地人是合一的，不是分离的。中医认为所有食物都有药性，如五谷杂粮、五畜、五禽、五蔬等等。中医还认为所有的药物，经过中医称为"炮制"的处置之后都可以食用。

吃中药就是接地气，药食同源，它们都是地气的果实和化身，分别因它们本身包含着寒、凉、平、温、热五性，以及酸、苦、甘、辛、咸五味，按性味归经，进入到肝、心、脾、肺、肾五脏之中，实现补虚或泻邪。因此，中药中必然包括"补"的营养要素，以及"泻"的治病要素。中药的治病机理，是通过补或泻，保持整个身体，保持各个脏腑自身的阴阳平衡，及动态的阴平阳秘。总之中药的治病机理，符合中医天地人合一的整体观。

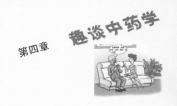

1. 人体所需的营养要素

食物都具有营养素，中药也不例外。我们所有呼吸进去、喝进去及吃进去的，不论是空气、水、碳水化合物、脂肪、蛋白质、维生素、矿物质，还是植物化学物，最后进入我们身体的所有细胞，发挥作用的，都可以归类为这八种物质的分解元素，故又被称为八种营养素。

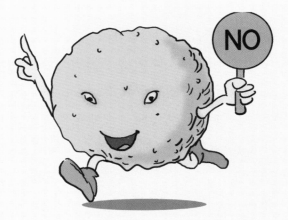

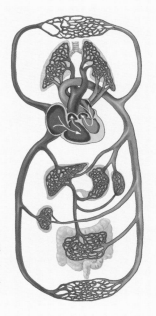

所有能吃的食物、药物、空气和水最终都将进入人体的每一个细胞。西医将靠血液和淋巴液输送到五脏六腑及身体所有细胞中的物质，称为营养素。营养素共有八种，即空气、水、碳水化合物、脂肪、蛋白质、维生素、矿物质、植物化学物。中医认为空气之清新和水谷之精微就是西医所讲的八种营养素。

也有人争辩说只有六种，空气与水不应算在内，因为可以免费获得。其实空气和水最为重要。缺了空气，一般人几分钟就窒息，没有了水，人类几天就会渴死。尽管在过去它们容易获得，没有什么代价，营养专家不情愿把它们列为营养素。但是今天各种矿泉水、纯净水都是要

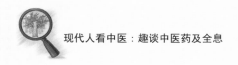

钱的。氧气被灌入瓶中出售。清新的空气更成为房地产商人们提价的借口。发展中国家的人尤其能体会空气和水的重要。

另外人们习惯将植物纤维作为营养素。其实植物纤维不会进入细胞，因此称不上是营养素。植物纤维不是植物化学物。人体天然缺少分解纤维素和多糖的酶，所以我们不能吃草。即便吃进了水果和蔬菜，除了其中的少数热量、维生素和矿物质可以被人体吸收外，大多数植物纤维素物质，一般是怎么吃进去，就会怎么拉出来。植物的纤维素在大肠中有利于粪便成型，像建筑业的钢筋能拉着水泥一样。

其实真正能进入人体细胞层面、营养人体和治疗疾病的是植物化学物。目前人们尚未重视的、生成癌细胞的重要因素是自由基。自由基的氧化作用，会使削了皮的苹果变黄，也会使血管硬化及细胞中的DNA产生变异，从而导致癌症。维生素A、E、C都是消除自由基的良药。食物中的植物化学物（phytochemicals）虽然不能提供足够的热量，但是它们可以为人体提供"中和自由基"和"抗衰老"的化学物质。因此植物化学物，近年来在国际上被提名为营养素。

植物化学物主要指那些粮食的外壳、加上日常的蔬菜、水果，尤其指其中的蘑菇类、芦笋类，以及胡萝卜、洋葱、大豆、丝瓜、苦瓜、绿菜花、冬瓜、柑桔、木瓜、桃子、菠萝、草莓、葡萄、香蕉、苹果等，甚至包括人们不常食用的仙人掌等植物。植物化学物的提法很科学，有实验证据，并且已正式写入了医学院的教科书。在《北京大学医学教材：营养与食品卫生学》（李勇主编）第245页中对植物化学物的描述有如下内容：植物化学物可以分解成类胡萝卜素、植物固醇、

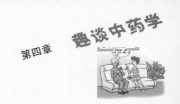

皂苷、芥子油苷、多酚、蛋白酶抑制剂、单萜类、植物雌激素、硫化物、植酸等单一的成分。在营养学分类中，植物化学物主要起抗氧化、抗衰老和防癌、抗癌的作用。

植物化学物牵扯药食同源。药食同源是中医的概念，表明药物与食物间没有明显的分界线。当然这个药物只能是中药。

2. 毒害细胞的致病元素

本章一开头先讲营养素，旨在引申，所有食物中的营养素最终要进入到人体的细胞。实际上进入到细胞的，不只有营养素，还有污染物的元素、致病的元素。这些元素非常之小，小到我们的肉眼根本看不见。所有这些致病元素的最终物质形态，都会从固态、液态、气态，变成更小的气态。它们在细胞里组合，成为病气。病气多来自于有毒物质，邪气多来自于天气变化。

中医除了有宏观的论述，还有微观的见解。只要物质都进入到细胞层面，人们看不见的中医基础理论，就有了真正的发言权。我们站在细胞里，谈气的一元论及阴阳五行，谈中药的扶正祛邪等，会感受到它们的真实存在，会更脚踏实地。

人体由约 60 万亿个细胞组成。在细胞中有营养素、致病元素和治病要素的混合，有正气与邪气的博弈。细胞康人则康，细胞老人则老，细胞病人则病，细胞亡人则亡。中医用阳气盛、阳气衰、阳气败、阳气散这几种状态就可以表示。阳气就是精气，是细胞中的精华。阳气就是正气，"正气存内邪不可干"。气定则神闲，气绝则人亡。

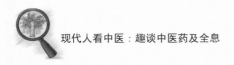

从导致人死亡的原因看，窒息而死最快，然后是脱水死亡，最后才是饿死。这些都取决于细胞在死亡前，对这三种物质的依赖程度。因此，污染的空气会引发肺癌，污染的水会引发肝癌，有毒的食物会引发胃癌。

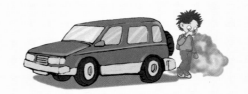

进入到人体细胞层面的，不只有营养素，还有污染、致病的元素。污染的空气，如汽车尾气等，会引发肺癌；污染的水会引发肝癌；有毒的食物会引发胃癌。

污染的空气包括如炒菜油烟、汽车尾气、装修甲醛、雾霾等有害气体。污染的水包括如地下水的污染。近来报章上有农村整个村镇的地下水被化学品污染，从而导致人口大面积患肝癌的报道。污染和有毒的食品包括不良化学成分，如食物中含苯、亚硝酸胺、黄曲霉菌以及农药和化肥的残留物。

有人说"癌"字有三个口，分别代表污染的空气、水和食物。其实三个口还不够，另外致癌的因素，还有人体内的自由基、核的辐照和放射性等因素。从这个意义上讲，人们选择食物，首先关心的不应当是营养，而是食品中有没有毒。看食品商标，应当先看其中是否包含有害成分。当前对癌症的治法有很多种。西医手术、化疗、放疗是治疗癌症最广泛的方法。但是放疗和化疗对于人体的免疫系统伤害太大。一般来说，免疫细胞的恢复比不上癌细胞的生长。往往是越治免疫力越差，病情越严重。中医的治法有清热解毒、以毒攻毒、扶正祛邪。其实对于癌症的治疗，应当是复合的。除了西医手术，还可用中医的艾灸来驱邪，辅之以病人的气功锻炼和修心养性。另外还应当大量地服用富含维生素 C 的水果和维生素药物。剂量应为平时的四倍。

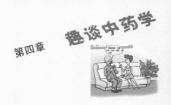

3. 食物中的治病要素

有的食物既含有营养素，同时也含有治病的要素。中药则不同。多数中药由于味道不佳，不宜直接食用，必须经过加工。中药中除了富含治病要素，还含有相当多的维生素和矿物质。

在人体中，矿物质钙若缺乏会导致骨质疏松和软骨病。除了环境污染，造成营养素污染能致癌外，有诺贝尔医学奖获得者认为：维生素的缺乏也会导致癌症。这是由于人体细胞分裂时，缺乏必要的维生素，会造成核苷酸 AT 和 CG 的错配或配置不充分，从而生成癌细胞。

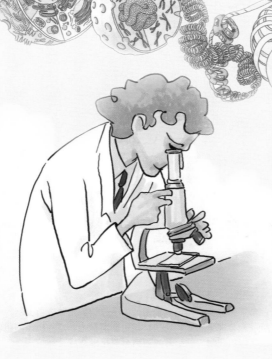

人体约有 60 万亿个细胞，每个细胞都有 46 条 DNA 染色体。DNA 由 AT、CG 固定组合。A 是腺嘌呤，T 是胸腺嘧啶，C 是胞嘧啶，G 是鸟嘌呤。错误的组合就是癌细胞。

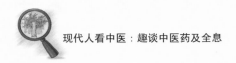

4. 药食同源的含义与应用

(1) 药食同源的含义

药食同源本身就包含了营养要素和治病要素两层意思，其中主要是指中药。中药指在中医理论指导下使用的药物，不论产地，也不论是天然还是合成。一般来说，中药的材料成分都是采自天然的植物、动物和矿物，也有少量的丹剂采自化学合成。由于我们的食物来自天然，中药也是来自天然，所以才有药食同源的说法。

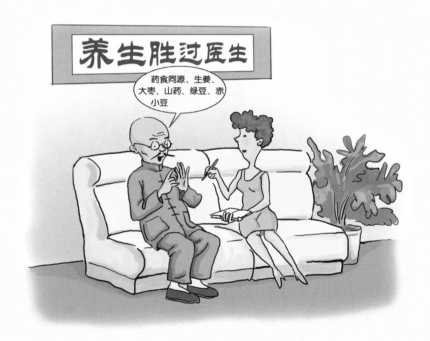

药食同源本身就包含了营养要素和治病要素。由于我们的食物来自天然，中药也是来自天然，所以才有药食同源的说法。相传西医鼻祖希波克拉底斯也曾讲过："您的食物就是您的药物"。那时的西药也无化学合成。

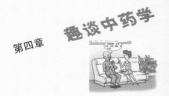

假如有一天，人类以化合的食物为主要来源时，那药食同源就包括西药了。目前的药食同源不包括西药。因为西药的材料成分几乎都是化学合成的，也有少量的制剂采自生物或血液制品。中药采自天然，西药依靠合成，其材料上的区别，是中、西药之间的本质区别。

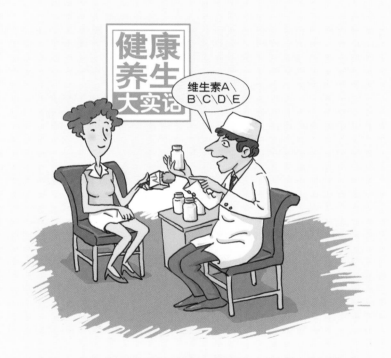

假如有一天，人类以化合的食物为主要来源时，那药食同源就包括西药了。
中药采自天然，西药依靠合成，其材料上的区别，是中、西药之间的本质区别。

几千年来，人类吃遍了地球。凡好吃的植物，基本上都让人类编入了菜谱。没进菜谱的植物，有的进了中药铺。中医是经验医学，中药是人类典型的"试错法"产物。凡能治病的植物（包括动物、矿物）现代中医学统称为中药。西方人士称它们为草药（herbals）。中国的

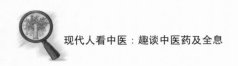

老祖宗称它们为本草。在历史上，不论中国人还是外国人，甚至包括动物，在出现疾病时，都会本能地冲进山林，选择食用或蹭某种植物的浆液来治疗伤病。多数的中药都是不好吃的食物，相当一部分还有毒，但是它们能以毒攻毒，治好疾病。

简单来说，几乎所有中药图谱上的药物都可以对证进食。几乎所有食物都有药性，因此药食同源，天经地义，不是人为编造出来的概念。不论你想食补还是药补，补对了虚处都会有效。实际上不论中国人还是外国人，从自己会吃饭的那天起，每顿饭都在不自觉地"吃药"。起码所有的食物都含有西药的维生素和矿物质嘛。只不过食补更天然，没有化学的添加剂和粘合剂。随着养生保健知识的普及，更多的人选择了以"食补"代替"药补"的方法。这是一种明智的选择。

（2）药食同源的应用

在中国的电视养生节目中，基本上活跃着两类人群：一类是西医的营养师，另一类是中医的医生。在人数上，中医师比西医营养师要多一些，因为中药学的调理与治疗，远比西医营养学的养生与预防，所涉猎的范围更加广泛。这两类人之所以活跃，端的都是"药食同源"这碗饭。他们都从不同的角度证明，营养素与治病要素的确同时存在于食物中，世界存在着药食同源。中医历来对此的认识比西医深刻。加上中药成分五花八门，既包含了西医的营养素，而且还包含了许多西医不懂的治病要素，显得博大精深。中药"保不齐哪朵云彩就能下雨"，保不齐食物或药物中的哪个要素显灵，就把一个疑难杂症治好了，

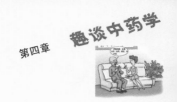

因此能讲的故事很多。相比较，西药和西医的营养素，其成分就显得纯粹和单一了不少，失去了许多可表达的空间。所以上电视养生节目的西医营养师在人数上会少得多。

药食同源的概念起于唐朝。今天，药食同源作为医学专有名词，专指那些上国家级目录的、既是食物同时也是药物的物品。中国的权威卫生部门，会定期修改和公布指导目录。该目录一般分三类，长期维持在八九十种。具体分类有：

1）既是食品又是药品的物品名单

如丁香、八角、茴香、山药、大枣、绿豆、赤小豆、生姜、干姜、枸杞子等几十种。

2）可用于保健食品的物品名单

如人参、三七、女贞子、天麻、川贝母、川芎等几十种。

3）保健食品禁用物品名单

如川乌、马钱子、巴豆、河豚、硫磺、雄黄、甘遂等几十种。

凡是上目录的，既是药品，同时也是食品，因此可以自由买卖，不仅在药房，也可以在一般超市出售。对于药食同源的保健品，药监局的健字号批文容易获得，不经意间为本来平平常常的食品镀了层金，增加了用户更多的想象空间，增加了生产方和销售方的产品附加值和商业利润。

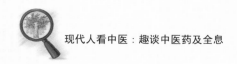

5. 中药与西药的靶向治病机理

中药好，好就好在一旦对证下药，不仅能减轻病症，而且可顺便改善人体的免疫系统、内分泌系统和神经系统，从而带来人体系统的整体改善。人们发现，在中医的手法治疗或中药药物治疗之后，这三个系统的改善通常是同时的、整体的、不知不觉的。目前的科学手段尚无法解释其原因。

中、西医分属两套医疗体系，但可以从不同方向，治疗同一种疾病。如对炎症的治疗，西医采用的方法是把病原体杀灭或将自由基中和。中医采用的方法是清热解毒，即把构成病原体的病气、毒气统称邪气，通过针灸、按摩或中药，从人体的各个通路排泻出去。相比之下，西药的成分单一，靶向明确，一类抗生素针对一种病原体，一类功能药解决一个问题，严格地执行"对号入座"，特异性好，见效快。然而西药一般不会产生中药的那种"搂草打兔子"、顺便改善整个系统的多靶点治疗效果。

随着科技的发展，人们发现西药也可以产生其他单项的、好的附加作用，或复合作用。如针对退热的阿司匹林，用小剂量可以抗凝；起初为治心脏病、高血压发明的药伟哥（Viagra），最终被应用在举阳壮阳的功效上。但是，西药这种局部功能的复合，均与系统的整体改善无关。

中药的"对号入座"，不像西药在产品说明书上描述的那样简单明了，有的放矢。一种西药针对一种病，直来直去。人们走进中药，就如同走进了一座同时有几个出口的迷宫，靶向不明确。虽然都能走

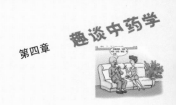

出去，但有的路径长，有的路径短，需要"仙人指路"。如何舍远求近，完全取决于医师的经验和医术水平。中药一旦"对号入座"，也会立竿见影，甚至十几分钟就能见效。那种神奇是西药师们永远无法理解的。在他们的印象中，中药永远是一种温火慢炖、治疗慢性病的玩意，不可能立即奏效。

　　中药的每一味药，本身都具有多靶点、多指向的特性，所以中药可以实现"同病异治"、"异病同治"、"内病外治"、"外病内治"等治疗的方式。如果说中医是一门艺术，一点都不夸张。

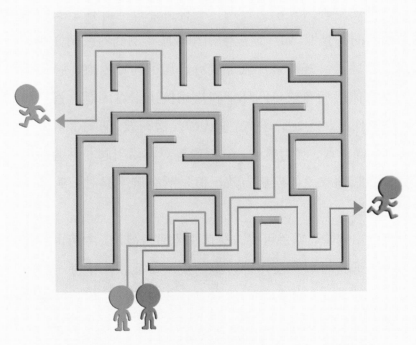

人们走进中药，就如同走进了一座同时拥有几个出口的迷宫，靶向不明确。虽然都能走出去，但有的路径长，有的路径短，需要"仙人指路"。如何舍远求近，完全取决于医师的经验和医术水平。中药一旦"对号入座"，也会立竿见影，甚至十几分钟就能见效，那种神奇是西药师们永远无法理解的。

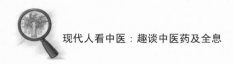

6. 中药与西药的特异性

西药是一把钥匙开一把锁，"世间本无药，化工合成之"。多数西药都是化学制剂。研制一种西药，需要投入很大的精力和资金，需要各种动物实验及人类的临床试验。因此特别惧怕技术失窃。一个新的西药背后通常凝聚了几百上千人的心血和上亿元的投资。之后，成千上万的人，在若干年中，都指望依靠此新药的生产和销售来发财或者生存。

西药有明显的针对性，它们是科学实验的结果，有实验室的完整记录。西医的一种药专治一种病，一种抗体针对一种主要的病原体。这就是西药的特异性。如广谱抗生素和磺胺类的药对细菌性疾病有效。红霉素、四环素、链霉素及氯霉素对容易引起呼吸道、肺部及生殖器感染的支原体疾病有效。四环素和广谱抗生素对因虱、蚤、螨、蜱，引起的斑疹伤寒、恙虫病等立克次氏体疾病有效。四环素、罗红霉素、美满霉素、青霉素、强力霉素、红霉素等对容易引起非淋菌性尿道炎、宫颈炎、沙眼的衣原体疾病有效。但是所有抗生素对于病毒性感染的疾病均无效。

中药漫山遍野，唾手可得，没有西药那么神秘。中药也有特异性，但这个特异通常可以顾及两种以上的疾病特征。几乎每一味中药，背后都有一堆功效。一把钥匙可以同时开几把锁。如黄芪，既有健脾补气的功效，若加大剂量（如30克），又有术后恢复的功效，还有利尿的功效，以及治疗脱肛、内脏下垂、中风后遗症的功效。

如前所述，中药最符合当代的医学潮流，即能提供有特异性的个

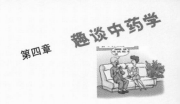

性化服务。如中医对每个病人，都可以提供量身定做的药方。在不违反中医传统禁忌"十八反"和"十九畏"的前提下，中药有很大的包容性和兼容性，各种中药可灵活配置，混在一起，最终融合在一个方剂中。因此，量体裁衣的汤药，肯定比千篇一律的中成药效果好。

　　为了增加特异性的治疗效果，有名的中医讲究采用"对方"和"对药"。即有意把一对方或一对固定搭配的药同时服用。用几味药同时"围攻"一种病，疗效会明显改善。当然在这些中药中，医家会按古代的吏治，划分为"君、臣、佐、使"，将它们的功能进行分类，给出不同的剂量。

　　中药基本上都是天然的，它的特异性功能，不是实验室试验出来的，而是中国人前仆后继，用生命"尝试"出来的。各种记录真实可靠，流传有序。

> 中药方剂讲究"君、臣、佐、使"，用几味药同时"围攻"一种病，疗效会明显改善。君药针对主病，在方中起主要作用；臣药辅助君药，增强君药的效力。佐药的作用有三：其一，辅助君药与臣药，治疗主病；其二，制约君药与臣药的毒性；其三，治疗与主病同时存在的兼症。使药的作用有二：其一，调和诸药；其二，引药入人体相关经络。

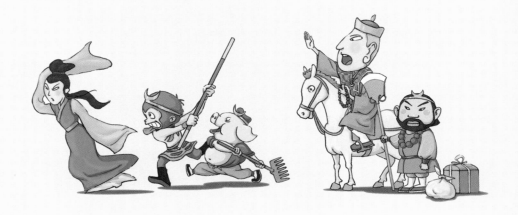

153

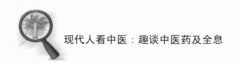

7. 关于中药的科学性

中医的基础理论不是科学，而是哲学，因为她有完整的本体论和方法论。说她是文化，因为她包含治未病的养生饮食文化。哲学和文化都是形而上的东西，也都不是科学。

但是，中药的药理学是科学。因为中药学是形而下的学说，她要联系实际。从统计学的角度看，中药的试验方法比西药的方法，更具备科学的涵义。因为自始至终，中医都是大样本的人体试验。只是在统计学的规范上，中药学欠缺了一点定量分析。

然而，由于中药实践，一上来就是真刀真枪，效果明显，且样本数量特别巨大，样本误差接近总体误差，原则上不存在抽样误差，在统计学上不需要做假设检验，因此中药的可靠性结论容易获得。加上中药大多数是天然的，人体也是天然的，彼此亲和力强，因此中药出错的小概率事件，比西药也来得低。

若就药物机理的科学性分析，对于治疗不同的炎症，西药有不同的抗生素（又称消炎药）。抗生素进入人体既能消灭病原体，同时也会破坏人体中正在与细菌病原体作战的各种免疫细胞，如白血球等。中药有清热解毒的功能，但不含人工合成的抗生素，不会直接灭杀细菌，也不会消灭免疫细胞。中药指望人体免疫细胞来治疗炎症。因此仅就消炎而言，西药肯定比中药见效快。

对于提高人体的免疫系统、改善内分泌系统、激活神经系统而言，中药比西药更能干。中药会自然、有效地激活各种酶。中药中含有各种维生素、矿物质及其他药性组分，对于人体的酶来说，中药中的组

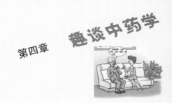

分如同复合化肥，是一种复方、多靶点的催化剂，有利于激活上述三个系统的酶。西药对此是望尘莫及的。西医若增加各系统的酶，需要一对一的用药精确"点射"。中药是"机关枪"，上去就是"一梭子"，指不定哪个系统的酶就被激活了。

特别是人体中负责免疫系统的那部分酶，经过激活而加大催化，会激发免疫细胞的抗敌"情绪"，从而形成旺盛的人体抵抗力。或许这就是中药能够间接"杀菌"和"治疗癌症"的原因之一吧。人体的免疫细胞是"万能抗生素"，能够吞噬任何不含有你肌体DNA标志的"异己分子"，包括细菌、病毒以及癌细胞等。所谓中药可以治疗病毒，中药可以治疗癌症，其诀窍不过如此。

每个人在年青时，仗着自身酶和细胞的活力，加上自身的"万能抗生素"，即使没有中药的辅助，也能使自己的许多疾病在不知不觉中不治自愈。但是到了四五十岁，精气神都不同了，体质明显下降，大家都离不开中、西药的"伺候"，离不开一些药食同源的验方"协助"。

8. 怎样看待中药的毒副作用

俗话说"是药三分毒"，目前常常指西药中的化学物质，对肝、肾产生的，不可逆的毒副作用和耐药性反应。

肝主疏泄，负责解毒，最容易受到伤害。肾主水，负责过滤，同样容易受到伤害。很多人抱怨，一旦吃上西药，就像染上毒品依赖症，如糖尿病和高血压等，终身不得停药。有的人甚至越吃病越多，伤肝保肝，伤肾保肾，伤胃还得养胃，恶性循环。病人疲于看病，降低生

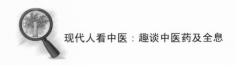

活质量，政府也得跟着支付大量的医药费。

中药中有相当比例的药材，本身就带有毒性，不是三分毒，而是十分毒。中药以"毒药"治病，取的就是"以毒攻毒"之法。但对大毒的药物，中医会事先做弱化处理。药房会将"毒药"长时间的蒸煮炮制。炮制后的毒性已经大大降低，对人体的威胁已明显减轻。尽管如此，若剂量太大，仍然会有麻烦。因此凡涉及有毒药物的处方，一定要遵从医嘱，切勿擅自胡来。其实即便病人自己抄方去药房抓药，若其中有毒药物剂量超标，没有医师处方，药房也会拒绝出售。

天然的中药，比合成的西药，对人体肝、肾的毒副作用，要小了很多。即使药力大的汤药吃多了，至多也就是倒了胃口，养养便会复原。另外人对中药没有依赖症。没有人会终身服用一种中药。

中药方剂的配伍应用，讲究君、臣、佐、使。"佐药"的作用之一就是制约"君药"和"臣药"的毒性。"使药"的作用是调和诸药。

中成药是在中药方剂的基础上总结出来的，因此中药的毒副作用较少，不会造成顾此失彼的恶性循环。这就是为什么越来越多的西方人士，对中医中药情有独钟的原因之一吧。

中成药比中草药更保守，因此中成药的安全性相对更高，毒副作用更少。如能"对证下药"，也会产生西药那种药到病除的神奇效应。尽管如此，中药也应当将其可能产生的毒副作用和不良反应写在说明书上。其实这也是中医药应当向西医药学习的，免责的自保方式。

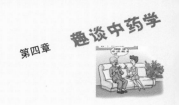

9. 关于中药西制

我们若用现代科学方法，提纯或萃取中药，那么几乎所有的中药最终也都可以分解为酸、碱、酶、酯、醇、苷、烃、酮、醚等单一的化学成分。这点与植物化学物的成分提取，有异曲同工之妙。做到了这一步，中西医与中西药就增加了许多共同语言。中药也因此显得越发"科学"了。于是有人动了中药合成以及中药西制的念头。

"中药西制"似乎是一种势不可挡的国际趋势。我们在国内外的市场上都可以买到按西药制法制成的囊剂、糖浆、片剂或针剂等中药成药。这种与时俱进的方法，为中药的普及和进食都提供了最大的方便。然而，如果我们把所有的中药都依西医的制药方法，按化学成分去分门别类，提纯装囊，或做成浆剂、片剂和针剂，恐怕许多中药都会失去原有的药性。

另外，中药之所以能充分发挥药力，或减弱原有毒性，化平淡为神奇，主要归功于中药的炮制。中药炮制是一门技术，包含了许多独门秘术。这也是很多中药，不能简单西制的原因所在。

西医讲究药物针对性和特异性。中医讲究药物中多成分协调性和整体性。人们很难判断，究竟哪一种中药成分，才是真正治好病的有效成分。例如有人尝试把人参提纯成人参皂甙装胶囊，效果就是比不过原来的人参。把中药制成针剂或输液剂的做法，更是背离了一些中药需要提前炮制的传统，会适得其反。加上中药不易提纯，或提纯不够，使得清开灵、鱼腥草、双黄连等中药输液剂，都有害人至死的不良记录。所以说中药不宜全部西做，更不适于制成输液剂。

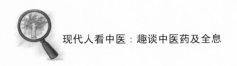

10. 保健食品也是药

自古以来，中医虽然讲"药食同源"，但从来没有划分哪些是药品，哪些是"保健食品"。那时也没有保健食品的提法。在中医眼里它们都是药，都需要辨证论治。古时候采药、制药都在民间，没有衙门生产批文，全靠"行业协会"（衙行）的自律，自然没有区隔药品或保健食品的不同文号。

保健食品也是药，而且全是补药。补药也不可胡吃。水可载舟亦可覆舟，药能救人也能杀人。顾客首先应请大夫辨证，看看是该补，还是该泻，才好服用。保健食品是送礼的好东西，但也不是人人都能吃。本来好生生的保健食品，若错被吃进了本来就患"实证"患者的肚子里，滋补留邪，反而会变成雪上加霜的"毒药"了。

如今不少中国人养成了有病吃药，没病吃保健品的习惯。所以才成就了电视里的那些喋喋不休的广告语，如"今年春节不收礼，收礼就收脑白金"。什么是脑白金？其实脑白金就是种保健品，同时也是补药，学名"褪黑素胶囊"（英文名称 Melatonin），主要针对倒时差或有睡眠障碍的人群．当然脑白金还有些其他保健功能。然而世界上还没有一种保健食品或补药，真正可以补充身体所有的虚。尽管如此，不少中国人仍坚持有备无患，在家里准备了一些常用的中、西药，以防不测。

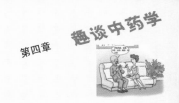

第二节 中药的个性化与大众化

1. "大众化"的辨证论治

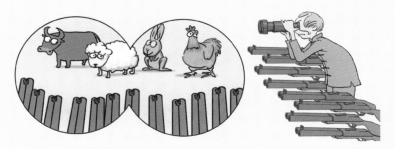

汉代医圣张仲景所著的《伤寒论》中含有 112 个经方，如同 112 个排子枪，只要对证撞上枪口，一打一个准，至今仍屡试不爽，格外适合"对证下药"。

世人都知道中医药的长项，就是一人一方，可提供个性化服务，最符合当代的医学潮流。其实，中医也还有适合"以病选药"和"对证下药"的大众化一面，否则就没有制作中成药的必要了。中成药的问世就是为了有共性的病人，在没有大夫指导的情况下，依靠中医常识，实现自我救治。所以买 OTC 中成药不需要处方。

中医是典型的"循证医学"。同时它也最符合循证医学（Evidence-based Medicine）重视证据的要求。现代医学中的循证医学出身卑微，开始也不被承认。经过挣扎，后来才成为判断别的医学是否"科学"的判官。对于有共性的典型病症，中医的老祖宗们经过上千年的千尝万试，以及依据各种病例和证据的记载，把治典型病症的

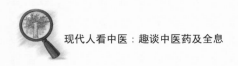

标准药方配制出来，传与后人。其中少部分药方，在今天被制成了中成药。

最具代表性的中医药方，便是汉代医圣张仲景《伤寒论》中的112个药方，后人尊称它们为经方。这112个经方，如同112条"排子枪"，只要症状相符，"撞上枪口"，一打一个准。几千年来，屡试不爽，格外适合"对证下药"。

至今有不少"伤寒派"大夫看病，貌似是在辨证论治，其实是在大脑中快速地搜索，在所背《伤寒论》的经方中"选枪"。他们琢磨病人的病症与《伤寒论》的哪个经方上的描述更为接近，便在该经方的基础上做加减。由于"对证下药"，效果多令人满意。其实"对证下药"并不难。在日常生活中，很多人都有不去医院，自己对证吃药，治好病的经历。于是才有人敢放话，与其让医生误诊，还不如自己试着吃药呐。

台湾的中药业相对发达和规范，不论是《伤寒论》中出现的大部分经方，还是常用单味中草药都已被制成粉剂，便于用户自己配置。在大陆却仍需病人按经方自己抓药、熬药，没有现成的制剂可用。

2. 中药方的秘诀

中药方秘不传人的"Knowhow"，即中药方的诀窍，不仅在于方中的药名，而且在于每味药的剂量，以及各味药之间的比例。剂量可增减，比例不宜变。中药与中餐相似，同样的一些佐料，剂量不同，搭配比例不同，"炮制"的火候不同，生成的药效或菜肴的差别会很大。

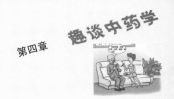

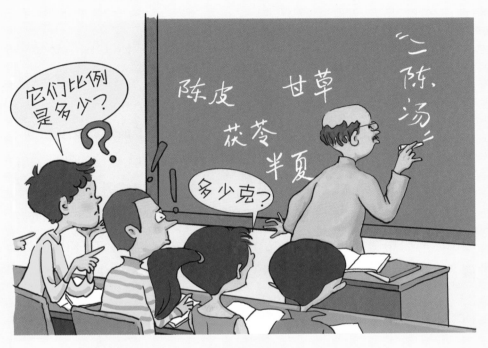

中药方秘不传人的"Knowhow",即中药方的诀窍,不仅在于方中的药名,而且在于每味药的剂量,以及各味药之间的比例。剂量可增减,比例不宜变。

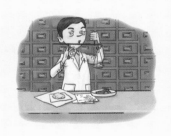

另外中药与中餐的制作,的确不似西药和西餐那样,"克克计较",用天平和量杯事先称重,不能临场改变。中医汤药的配药保留了人工手拿把抓来分堆的传统,在剂量上难保每堆都一模一样。另外,现在的中药,多数都是人工种植,施化肥、上农药,追求高产量,药力自然比古代天然的差了许多。过去用3克的,没准今天就得用6克。还有对于不同体质、性别、年龄、体重的病人,中医师下药的剂量也会不同。尽管如此,大多数医生给出的剂量仍然会保守,他们宁少勿多,以安全为上。

中医汤药可因人而异，若加工成中成药，就必须标准化，口味适中，迎合大众。因此中成药在配制的剂量上，从来就低不就高。给人民提供安全有效的药品。

中成药的说明书在建议服用量上，已然预留了很大的安全空间。若想迅速见效，在医生的指导下，不少中成药可以加大一倍的剂量服用。

另外中成药在制药时不会犯忌，不会违背老祖宗的"十八反"和"十九畏"的配药原则。因此同类成药之间，不会产生对立的药力冲突。即便同时服用两种同类药，除了药力被放大外，也不会在体内合成任何"毒素"，引来生命危险。

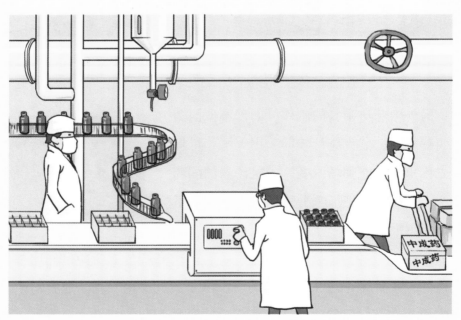

中成药满足大众化服务，药劲小，安全性高。若想迅速见效，在医生的指导下，不少中成药可以加大一倍的剂量服用。

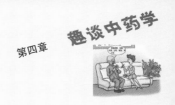

趣谈十八反歌诀

(在原歌诀基础上改编)

本草言明十八反，乌攻芨蔹贝蒌半。

甘草战芫遂戟藻，诸参辛芍藜芦叛。

解读：十八反中的反与十九畏中的畏均指两种药物配合应用后，可能发生剧烈的毒副作用。其中乌头即附子、川乌、草乌、天雄，反半夏、栝楼、栝楼皮、栝楼子、天花粉、贝母（川贝母、浙贝母）、白芨、白蔹；甘草反甘遂、大戟、芫花、海藻；藜芦反人参、人参叶、北沙参、南沙参、丹参、玄参、苦参、细辛、白芍。

趣谈十九畏歌诀

(在原歌诀基础上改编)

硫磺原是火中精，偏遇芒硝不领情。

水银最怕砒霜现，狼毒也畏密陀行。

巴豆若与牵牛走，犹似牙硝会三棱。

川乌草乌不顺角，丁香郁金气难平。

官桂石脂不拉手，人参五灵谁能赢。

解读：其中芒硝又名朴硝，密陀为密陀罗，角为犀角，牵牛子即黑丑、白丑，牙硝即象牙硝，官桂即肉桂，石脂即白石脂、赤石脂，五灵为五灵脂。

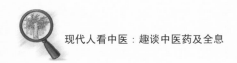

第三节 中医的虚证和实证

中医的选药原则是根据治则，"虚则补之，实则泻之"；"热者寒之，寒者热之"；"急则治标，缓则治本"。通俗地讲，对于体虚的人，要进补；对于"生病"的人，要泻邪。对于上火的人，要用寒药；对于受寒的人，要用热药。从补、泻的治病原则看，中药应当只有补、泻两大类药。急救药属于急补或急泻的药，它们只能治标，解燃眉之急。治病还需要治本的药。另外，五脏六腑的生理特点，对临床上的辨证论治具有重要的指导意义。一般来说，病理上，脏病多虚，腑病多实；治疗上，五脏宜补，六腑宜泻。

下面我们按照"先虚后实"，即先虚证后实证的顺序，开始介绍"以病选药"的方法。

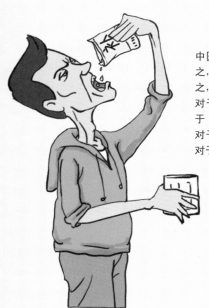

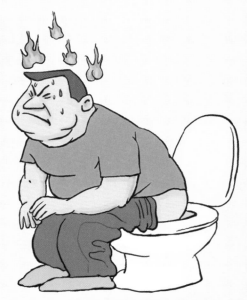

中医的治病原则是"虚则补之，实则泻之"，"热者寒之，寒者热之"。通俗地讲，对于体虚的人，要进补，对于"生病"的人，要泻邪。对于上火的人，要用寒药，对于受寒的人，要用热药。

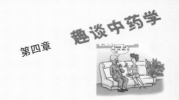

1. 虚证的类型与适用的补药

怎样选择"进补"的中药？

一般来说，对没有高烧及严重疼痛症状，只感觉身体不适的人，或被中医诊断为虚证的病人，可以服用补药。

正气不足就是虚证，老年人容易体虚。长期生病的人容易体虚，"久病必虚"嘛。

即便是虚，仍然需要区分是什么类型的虚，是气虚、血虚，还是阳虚、阴虚？另外还需弄清是哪个脏腑虚？中医的补药若吃错了方向，也会很难受，甚至会死人。

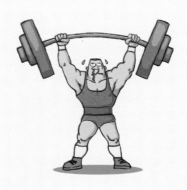

补药也分阴阳，不可以乱吃。阴阳是矛盾的，补阴的药与补阳的药，药力取向相反。阴虚时若吃了壮阳的药，特别容易上火，流鼻血，吃了是灾难。阳虚时若吃了滋阴药，则可能会冷得浑身哆嗦。

(1) 虚证的共性

补药亦称补益药，针对气虚、血虚、阴虚、阳虚，划分四种不同类型。中医认为，所有虚证都由体内这四种虚证组成。通常是在一段时期，以一个类型为主。但也有气血两虚、气阴两虚、阴阳两虚的说法。

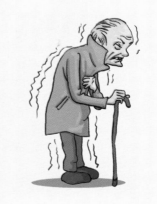

阴阳是矛盾的，补阴的药与补阳的药，药力取向相反。尤其是壮阳的药，热性大，特别容易上火，对于已经阴虚火旺的人吃了是灾难。有人贪图快活，在阴虚时误吃壮阳的药，结果造成血压升高、器官流血等症状，后果会很可怕。

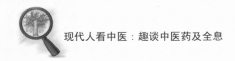
由于中医定义气属于阳，血属于阴，所以也有人试图进一步将虚症简化为阴虚、阳虚两大类。这种简化有缺陷，毕竟症状不同，特别是在冷热的感觉上有明显的分别。

以下是各种虚证的主要症状：

气虚的人典型反应是：有气无力，懒言少语，健忘多汗，身体肥胖，舌淡，舌苔白。但没有怕冷的感觉。

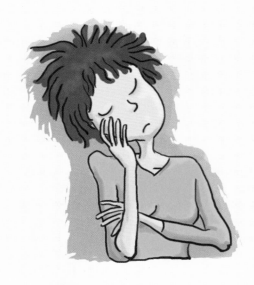

气虚的人有气无力，懒言少语，无精打采，但不怕冷。

阳虚的人典型反应是：怕冷，身寒肢冷，洗澡喜用烫水，喜热饮，喜温喜按，衣服比别人穿得多。中医认为阳虚的人，由于阳气固摄无力，控制力减弱，因此大便稀，爱出汗，特别是爱白天出汗，性生活容易阳痿早泄。另外阳虚的人火力差，肚子容易进凉气，腹冷痛。有人甚至会清晨腹泻（俗称五更泻）。阳虚则脾胃虚寒，故脾易受湿，胃火减弱，所以会舌苔白。总之整个一派缺火的寒象。

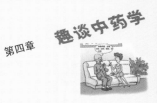

阳虚的人怕冷，喜穿厚衣，爱出汗，
大便稀。

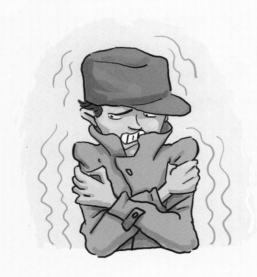

血虚的人典型反应是：指甲白、脸色萎黄、口唇及舌质白，肤色
和发色也会偏白，但并不怕热。血虚阴必虚。

血虚的人指甲白，脸色白，口唇白，
但不怕热。

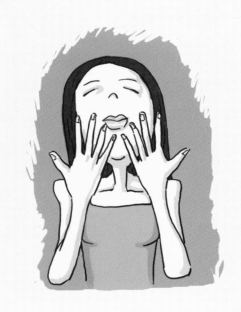

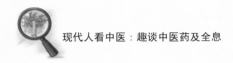
阴虚的人典型反应是：怕热，手、脚心和心脏都烦热（俗称五心烦热），阴虚火旺、面色潮红、皮肤干燥、口舌生疮、口干舌燥、喜好冷饮。阴虚表示体内的液体亏缺，因此不仅怕热，而且尿黄，大便秘结，耳鸣，眼睛干涩，盗汗，皮肤干燥，舌红无苔。总之整个一派缺水的热象。

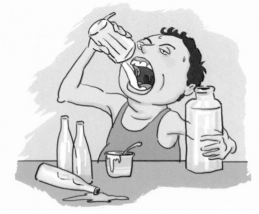

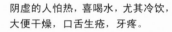
阴虚的人怕热，喜喝水，尤其冷饮，大便干燥，口舌生疮，牙疼。

以上特征是辨别四虚的共性特征，人们应当熟记。在五脏中除了心脏把"四虚"都占全了外，其他四脏并非全虚，它们各有各的虚象，特别值得中医人士的关注。否则说错了，会闹笑话，显得功夫欠佳。

另外，由于五脏之间密切相关，也会有肝肾阴虚、心肾阳虚、心脾不足、心肾不交、脾胃不和、脾肾阳虚、肺肾阴虚等双脏关联的症状，需要具体辨证确认。其次，老年人经常会有气阴两虚，或阴阳两虚，或阴虚阳衰。其表现形式有，皮肤干、怕冷、便秘、睡眠不好等。老年人喜欢少吃多餐、少觉多睡，冷热无常，脾气怪异，通常被人归结为"更年期综合征"。有人更起来没完没了，其实是一种综合性的虚证。

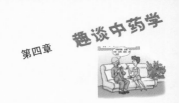

　　按照中医的理论"虚则补其母"。补虚应当按"木火土金水"的五行，补"肝心脾肺肾"中所亏虚之脏的上一个脏腑。如：肝阴虚当补肾阴，此种补肾阴生肝阴的做法又称滋水涵木；脾阳不足当补心阳，此种补心阳生脾阳的做法又称益火补土；肺气不足当补脾阳，此种补脾阳生肺气的做法又称培土生金；肾阴不足当补肺阴，此种补肺阴生肾阴的做法又称金水相生等等。以上利用的就是五行相生、子虚补母的原则。具体各脏器阴虚的症状和建议服用的补药，我们随后将专门分脏介绍。

　　在实际操作中，能够遵循这个原则的医生，就会比"哪虚补哪"的医生治病见效快，显得医术高。更高明的医家治起病来，很有艺术家的风范，他们摸索总结了"独家"的招数，擅用对方、对药。他们开方配药浓淡相宜，出奇制胜。比如两脏一起补，或者一补一泻。同时补泻在古方中有先例，如六味地黄丸，六味药三补三泻，相互配合。使之滋补而不留邪，降泄而不伤正，补中有泻，泻中有补，相辅相成，是滋补肾阴的良方。

　　用古文讲话言简意赅，生动活泼，朗朗上口，激发人们无限的想象力。如"培土生金"、"滋水涵木"、"金水相生"、"益火补土"、"培土制水"、"泻南补北"、"抑木扶土"、"佐金平木"。凡四字真言，都耐人寻味。古人刻字在竹签上，携带不至于太沉。后来出现了造纸印刷术，人们的废话开始增加了。其中"泻南补北"，是说泻心火补肾阴。从何处下手，是先补还是先泻？属于每个中医师秘不示人，只传徒弟的绝招。中医的绝招，其实就是中医辨证论治的基本功，加上每个人的经验。中医大夫治病一人一个说法，所以中医在认证上可以会诊，但在治疗方法上却各不相同。好在《医古文》"四字真言"

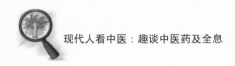

总结出的，利用五行生或克治病的，也就这最常见的八种方法，它们针对的是人们五脏的常见疾病。只要稍经点拨，大家就会记住。

从这个角度看，中医是一门典型的师承艺术，有一定之规，但无一定之法。中医比西医有更多的表现空间，可任人发挥，但要拜师学艺。例如师傅可能会告诉徒弟，即便是肝虚，也要区分：是肝的气虚、血虚，还是阳虚、阴虚呢？师傅会告诉徒弟，肝没有阳虚，肝的虚证最常见的是阴虚。由于阴不制阳，才会造成肝阳上亢，人爱发怒。肝阳上亢，还会引起木火刑金，金是肺，所以会出现肝脏之咳。中医认为五脏皆可咳，咳嗽的声音有所不同。究竟虚证在五脏还会有什么其他表现？这就需要对虚证进行深入辨识。

（2）虚证的深入辨识和具体用药

我们在前一节对所有虚证的共性进行了描述。为了用药得当，我们还需要对虚的部位和虚的个性做进一步分析。在深入辨识时，只要我们把上述的共性和下述的个性联系起来，就能对虚证有更准确的把握。

（3）气虚辨证及用药

气虚一般涉及四脏，脾气虚、肺气虚、肾气虚、心气虚。一般常见的是脾气虚，没有胃口。肺气虚，容易感冒。

脾气虚的症状：胃痛腹胀，呕吐恶心，胃下垂，久泻久痢，食欲不振等。建议服用中成药：四君子丸、补中益气丸。

肺气虚的症状：咳嗽无力，想咳咳不出痰，汗出畏风，容易感冒等。

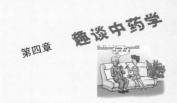

建议服用中成药：玉屏风散、生脉饮。

肾气虚的症状：神疲乏力，腰膝酸软，小便频数而清，白带清稀，舌淡，脉弱等。建议服用中成药：四君子汤加杞菊地黄丸。

心气虚的症状：心悸，心烦，胸闷等。建议服用中成药：柏子养心丸、补心气口服液。

总之，四君子汤是治疗气虚的最常用的选择。

（4）血虚辨证及用药

血虚一般涉及两脏，肝血虚、心血虚。一般常见的是心血虚。

肝血虚的体质可见，眩晕耳鸣，视力模糊，肢体麻木，月经不调或闭经等。建议服用中成药：乌鸡白凤丸、八珍益母丸。

心血虚的体质可见，心悸，失眠，多梦等。建议服用中成药：天王补心丹、柏子养心丸。

总之，四物汤及其近似成药是治疗血虚的最常用的选择。

（5）阳虚辨证及用药

阳虚一般涉及三脏，肾阳虚、脾阳虚、心阳虚。一般常见的是脾阳虚和肾阳虚。

肾阳虚的体质可见：腰膝酸软、畏寒肢冷，总之怕冷。另外还有男子阳痿早泄，女子不孕不育，或白带增多等。建议服用中成药：金匮肾气丸、右归丸、全鹿丸、桂附地黄丸。

脾阳虚的体质可见：腹部冷痛，腹胀，不易消化，大便中有不消化物，

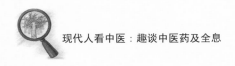

五更泄泻，肢体浮肿等。建议服用中成药：附子理中丸、四神丸。

心阳虚的体质可见：心悸，胸闷，心痛等。建议服用中成药：参附强心丸、心宝丸。总之，金匮肾气丸是治疗肾阳虚的最常用的选择。

（6）阴虚辨证及用药

阴虚一般涉及四脏，肾阴虚、肝阴虚、心阴虚、肺阴虚。一般常见的是肾阴虚、肝阴虚和肺阴虚。

肾阴虚的体质可见：腰膝酸软，眩晕耳鸣，女子月经量少，甚至闭经，男子会遗精及早泄。阴虚好似涮羊肉锅中水少，会热。建议服用中成药：六味地黄丸、左归丸、知柏地黄丸。

肝阴虚的体质可见：眼睛干涩，视力减退，胸肋隐痛，头晕耳鸣等。建议服用中成药：一贯煎、杞菊地黄丸、明目地黄丸。

心阴虚的体质可见：心烦，心悸，多梦等。建议服用中成药：天王补心丹、朱砂安神丸。

肺阴虚的体质可见：干咳无痰，或痰少、痰黄、不易咳出，甚至痰中有血丝，声音沙哑等。建议服用中成药：百合固金丸、百花膏、养阴清肺丸。

总之，以六味地黄丸为基础，派生出来的六味地黄丸类，如明目地黄丸、杞菊地黄丸等是治疗阴虚的最常用的选择。

中医谈论进补，历来分两派，补脾派或补肾派。前者强调补"后天之本"，后者强调补"先天之本"。老百姓理解的中医进补，恐怕还多以补肾为主。

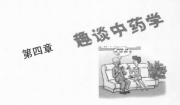

（7）肾虚之我见——肾的亏虚、补肾与壮阳

中国人有个普遍的误区，一听哪个男的肾虚，就嘎嘎坏笑，认为他肯定是房事办多了。一听说补药，就认为是壮阳药，与"办事"有关。其实每个人，不论男女，都有肾虚。"肾乃先天之本"，人活着就一定在消耗肾精，故中医认为肾无实证。人能活多久，关键要看肾给你存了多少本钱，以及你打算怎么花。这个本钱是父母给的，从娘胎里带来的。

婴孩啼哭来世，不论男女，阳气都最足。此时的阳被称为"元阳"。元阳弥足珍贵，连婴孩的尿都可以治病。

老人寿终正寝，笑着离世，是因为最后的阳气已经散尽。阳气散尽前，如同蜡烛熄灭前一样，会突然格外闪亮。人确有"回光返照"，把最后一点阳气聚在一起，留遗嘱交代后事。"气数已尽"接着就是"气散人亡"，人就真的走了。人的生死善终，就是肾的元阳走完从实到虚的过程。

人生有先天不足，也有后来的消耗，这些都需要依靠脾胃，通过吸收食物或药物中的营养来进行补充。所以中医称"脾胃乃后天之本"，就是要以"后天之精"来补"先天之精"的不足和消耗。形象地说，身体需要通过脾胃获取精华，再往肾的"户头"里不断地充实"本钱"，来维持生命。值得强调的是，所谓肾主"藏精纳气"，这个气是精气，不是氧气，是温煦整个身体的阳气。

补药是扶正填虚的药，以维持五脏六腑、乃至整个身体的阴阳平衡，其对象主要是中老年人。中医认为，女人 35 ～ 42 岁，男人 40 ～ 48 岁，

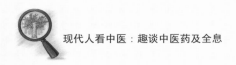

进入青中年和中年，就可以开始进食补药。这个年龄段的选择，是基于人的生理变化周期。

女人大都走"七"的台阶。如女孩约 14 岁见红，女人约 49 岁绝经。男人大都走"八"的台阶。如男孩约 16 岁遗精，男人约 56 岁进入更年期，各方面都会每况愈下，这时就该退休了。不论男女，到了上述时间段，身体对食物的消化吸收能力都开始下降，仅靠食物补充肾的元阳已经捉襟见肘。因此每个人都应当视个人的身体状况，开始考虑进食补药了。药补是食补的拾遗补缺。

解剖学的肾脏，承担中、西医的两套生理功能。在西医的系统中，肾属于泌尿系统。肾担负着过滤血液的作用，并从人体每天产生的约 150 ～ 160 升原尿中，二次吸收走绝大部分水分和有用的化学成分，只有约 1% 的原尿作为真正的尿排出体外。

中医发现肾的功能首先是生命源泉。肾决定了这一代和下一代人的生命。由于在中医整体的生理功能中，比西医多了一个活性物质"气"，而且气有不同的形态，热量高的是精气（亦称阳气）。精气的热量在运动中做功交换，赋予了五脏六腑之气以各自的能量。这时就必须要找到产生精气的"气体发生器"。中医的前辈们发现，肾就是人体的气体发生器。

身体的左、右肾，犹如两个锅炉，一个不断地提供液体（津液），一个不断地提供气体（精气）。其中的精气走的是经络系统的通道，津液走的是解剖系统的通道。精气通过肾的"母亲"——肺，将精气疏布全身，保障了人们的活力。不论西医承认与否，按照中医这个理论为肾配置的滋阴或壮阳的中药，确实能够延长人的寿命，能够改善

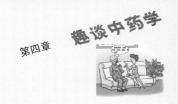

人体其他脏器或脏腑的生理功能。

当然，气与液在人的生命体中，通过气化和液化，可以在解剖系统和经络系统中，相互转换。从而保证了"气血同源"、"津血同源"、"津气同源"、"精血同源"的说法有物质基础。由此看来，老百姓对补肾的理解没错，保肾护肾，非常重要。

另外，肾作为三焦大系统的子系统，中医的肾还主生殖。对此，西医的研究尚未到位。中医的补药中确有补肾壮阳的"春药"，服用之后，男人"精力充沛"。春药只是补药中的一小部分。服多了春药，人虽会徒增快感，但易折寿伤身。因为那是在突击花销肾的"老本"，博一时之乐。古代许多皇帝差道人炼丹，既盼壮阳快活，又想益寿延年。结果事与愿违，房劳伤身。加上硫、砷等重金属超标，使得许多帝王英年早逝。

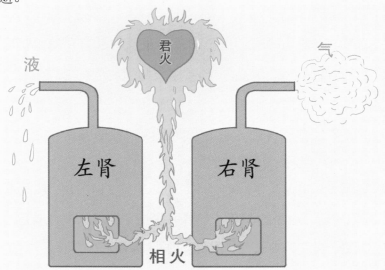

在西医眼中，肾脏属于泌尿系统，担负着过滤血液的作用。中医认为人体的肾脏是生命的源泉。身体的左肾与右肾，犹如两个锅炉，通过心脏的君火，点燃肾脏的相火，使锅炉充分燃烧，一个不断地提供液体（津液），一个不断地提供气体（精气）。

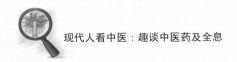
2. 中医对实证的认识和用药

(1) 中医对实证的治疗原则

因为中医把病证分为虚、实两种，非彼即此。又因为中医的祖训有"实则泻之"。所以，中医治病的方法基本上都可以称为泻法，治病的药也就顺理成章地称为"泻药"。"克"与"泻"都是治病的方法。泻与克不同，泻是泻其子，克是克其仆。对于上火而言，泻犹如釜底抽薪。克是利用五脏中存在的"主仆"之间相乘或相侮的关系，增加一方力量，造成相克的态势。对于上火而言，克犹如扬汤止沸。

按照五行相克的原理，对于肝阳旺、脾阳虚、胃口差、大便稀的人，可以通过克制肝阳来改善，此种补脾阳、克肝阳的做法又称"抑木扶土"；对于肾阳不足、水湿内停和浮肿的人，可以通过补脾阳，来疏泄肾阴盛带来的水泛，此种补脾阳、克肾阴的做法又称培土制水；对于肝气上逆、出现"肝咳"的人，可以通过清肃肺气的方法来舒解咳喘，此种肃肺气、止肝咳的做法又称"佐金平木"；对于肾阴不足且心火上炎，长口疮、心肾不交而失眠的人，可以通过泻心火、滋补肾阴的方法来改善，由于在五行歌诀中，心的方向在南，肾的方向在北，此种泻心阳补肾阴的做法又称"泻南补北"。

宋金时期名医张从正特别推崇汗、吐、下三种泻法，他以"攻下派"闻名，载入史册。西医的泻药，专指那些吃了就能排泄或拉肚子的药，主要针对便秘病人。中医的泻药是为了排毒祛邪。

中医名师秦伯未认为：虚多指正气，实多指邪气，因正气充旺无所谓实，邪气退却无所谓虚，故《内经》上说："邪气盛则实，精气夺

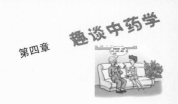

则虚。"此处精气就是正气的代表。虽然邪气盛是实，但邪气退却也不能称为虚，只有正气不足才是虚。用通俗的话说，所有虚证都是由于体内阴阳失衡，正气亏虚引起的。所有的实证都是体内正气与体外邪气相博弈，邪气盛，而正气不虚。

一般来说"正气存内，邪不可干"。邪气之所以能作怪，一定有正气不足的原因。这时体外的病气、毒气，统称邪气，都会趁虚跑进了体内。这才有了中文"乘虚而入"的成语。虚证往往在疾病的后期，"久病必虚"。内伤的病也多以虚证为多，或是本虚标实，如：中风，肝肾阴虚而肝阳上亢等。必须承认，中医的不少读物对于正邪、盛衰、虚实的阐述，如同对于精气神、气血津液的阐述一样含糊其词，对初学者容易产生歧义。

人之所以生病，更多的情况是，邪气凑而正气虚，虚证与实证夹杂，"实标虚本"。因此才需要扶正祛邪。扶正的药是补药，祛邪的药就是攻毒治病的泻药。

中医的汗、吐、下三法，的确是治病祛邪的有效手段。

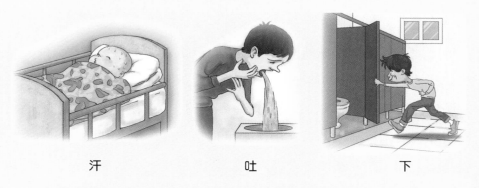

汗　　　　　　　吐　　　　　　　下

中医对于实证，有汗、吐、下三法。病在表，用汗法。病在里，若靠近上焦，用吐法；若靠近下焦，用下法。此三法有利于就近将体内的毒、邪排出体外，恢复健康。

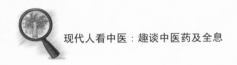

尤其在古时候，人们大都营养不良。很少得冠心病、糖尿病等"三高"之类的现代富贵病。古人们得的多是伤风感冒、枪伤刀伤等季节病或战争病。用汗、吐、下法，就能治多数病。拉肚子，有利于就近把体内下焦的毒、邪排泄出来；发汗、祛痰、呕吐，有利于就近把体内的上焦和中焦的毒、邪排泄出来。在日常生活中，凡上吐下泻者，一定是食物中毒。不吃药也会又拉又吐，是身体自保的本能反应。中药的泻法也许就是受到了这个启发。总之我们时刻都要记住，在治疗疾病时一定要给邪以出路，不能把毒邪留在体内。

中医认为，治病药不论药名叫什么，不论它们如何被分门别类，其实都是某种"攻邪药"。攻邪药的目的就是把病气、毒气，统称邪气，通过汗液、呕吐物、排泄物逐出体外。活血、化瘀、理气、化痰、祛风湿的药，其中都有泻的功能和成分，是泻药的各种变形。

（2）实证的致病因素和用药

一般人都认为虚证不是病，只是身体不适。当人们感觉到生病了，那一定是实证。因此对于多数人来说，实证就是病。实证首先是感觉到的。此时若去医院做西医的理化检验，结果也多半是阳性，或不合格。凡西医体检指标不对的，在中医肯定是实证，或本虚标实。但是西医体检指标正常的，病人感觉就是不对的，或者只有当病情加重时，西医才会有指标显示的，在中医眼里也是实证。中医判断实证的方法就是望、闻、问、切四诊合参。四诊合参是建立在病人感觉，以及病情生理反应基础上的第一手资料的汇集，比仪器采集的信息更宽泛。

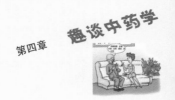

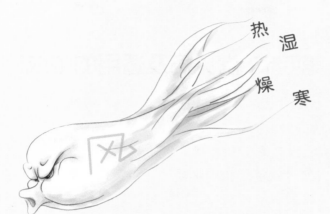

《黄帝内经》的《素问》篇中说："风者，百病之始也"。风邪常与寒，热，燥，湿等其他病邪相杂致病，形成风寒，风热，风湿等不同证候。因此，古人把风邪当作外感致病因素的总称。

中医的实证很多是因风而起。故风位列中医常说的六淫，即风、暑、湿、燥、寒、火之首。

一般外感病均以风为先驱。《黄帝内经》的《素问》篇中说："风为百病之始"。风性善动，起病急，或病情多变、游走不定，多侵犯人体的经络肌表。《素问·风论》中说："风者，百病之长也"。风邪常与寒、热、燥、湿等其他病邪相杂致病，形成风寒，风热，风湿等不同证候。因此，古人把风邪当作外感致病因素的总称。现代人有了中医的常识，也会对空调和风扇产生警惕。

对于内风、内寒、内燥、内火、内湿，这些由于人体气、血、津、液和脏腑等生理功能异常而引起的，有类似风，寒，湿，燥，火等外邪致病的症状，我们也可以采用对付实证的方法来处理。由于病生于内，故称内风、内寒、内燥、内火、内湿等以示区别。

所谓内风，通常指风入经络，因此要采取祛风、宣痹、化痰、通络等治法。建议服用中成药：小活络丹、牵正散。治疗风邪头痛，痛位常见于头部的偏正或颠顶。建议服用中成药：川芎茶调散。

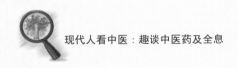

第四节 常见病及适用的中成药

　　令老百姓头疼的是，家家都有药，就不知道该吃哪个。这是由于中成药的说明书设计，有"功能"和"主治"，对于"功能"多数老百姓都看不懂，不适合他们选药。有不少人在家时病了，捧着各种中成药，看着说明书，面对几个"主治"都对路的中成药，也不知道该吃哪个。此外，中、西医对于同一种疾病，通常有不同的叫法。中医叫消渴症，西医叫糖尿病；中医叫瘰疬，西医叫淋巴结核；中医把小便不畅、尿中起泡、尿中带血、尿液浑浊等特征的病称为淋证，而西医的淋病是一种性病……很多病名，中医叫了几千年，硬是流行不起来。西医才叫了百十年，便已家喻户晓，国内外通行。这就苦了中国老百姓，若看中、西医必须分别面对两套病名。为了交流方便，中医在病名上，理应向西医靠拢。

　　老百姓选择治病的中药，只能选择中成药。最好的方法就是记住几类典型的中成药名，本书的构思正是基于此。如果人们吃药时能顺便知道些治病机理，收获会更大。譬如因颈背疼痛，大夫给你开同仁堂或其他厂家中成药愈风宁心片，你若发现它治病机理是"活血化瘀"，有心人就会从它能清理血管中的瘀滞，联想到对冠心病、高血压等"三高"病症的治疗。这便是"久病成医"的道理。

　　现在药房出售的中成药，开始与西医的病名结合，如感冒灵、感冒颗粒等。有的中成药中间，还添加了西药的成分。人们顾名思义就

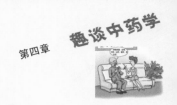

可从药名猜出，它大致适应哪种疾病。在过去，中药很少与病症联系。中药的名字，说明的是其中的主要成分，如麻杏石甘汤，这剂治疗风热感冒的王牌药，名字是由麻黄、杏仁、甘草、石膏的缩写组合而成。除了中医大夫，仅看药名，老百姓是看不出它们是哪路神仙的。

人世间的病，用人世间的药，应当都能治好。上天生来就是这么搭配的。心善之人必有善终。因此对于多数善良的老百姓而言，他们没有必死的劫数。有时只要选对一味中药，或者中成药中有一味药对路，病情也会减缓。因此在选择治病的中成药时，人们不应理会中、西医对病名和药名上叫法的差别，只要症状大部分对上了，便可对证下药。即使做不到药到病除，最起码也要保证争取时间，能去医院看病。但作为职业中医师，就不应当像老百姓那样止步于对证下药。中医师应当有专业方面的考虑，他们不仅应当通晓八纲、六经，三焦、脏腑，卫气营血等系统辨证论治的整体思路，他们还应当熟练掌握、利用五行的生克与补泻原理，进行辨证施治的方法。只有那样，才能使病人康复得更快。

今天我们就尝试沿着"以病选药"的思路，将百姓的最常见疾病，连同其主要症状，挑选了几个，配上了建议服用的中成药，分类介绍。读者可以自行对比参考。在对比前，建议读者首先根据洗澡和穿衣所选择的温度，判断下自己的身体是怕冷还是怕热，从而判别是阴虚还是阳虚。若是虚证，请吃补药；若是实证，请吃治病药。请注意，每个人的实际病症，与书上或说明书上描述的病症特征不需要完全一致，只要有几个主要的对上了，就基本算对证了。之后再选择"建议服用中成药"，按说明书进行服用。

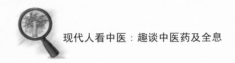

1. 感冒类

中医认为感冒一般有四种：风寒、风热、暑湿和时疫（即流感）。另外也有体虚感冒的说法。其实体虚是内因，外因仍然是风暑湿燥寒等外邪。多数感冒的类型与季节变化有关，与风的侵袭有关，所以常加风字。感冒可能是由于秋、冬季（或春寒）的外寒内寒（风寒）、夏季的内热外寒（风热）、长夏季的内湿热外寒（暑湿）、以及天凉时的大面积病毒流感（时疫）而引起。流感的特征是，一上来就是高烧。风热感冒也会发高烧，但有一个过程。风寒感冒与暑湿感冒也会发烧，但体温都不会太高，一般不会超过 39 ℃。流感以外的其他感冒的发烧，会有冷热变换的过程。中医没有专门的退烧药。小柴胡颗粒等有一定的退烧功效。有的中医偏爱小柴胡汤，用它治疗各种感冒，也确有一定效果。

西医认为，感冒发烧就是炎症，不外是因细菌感染或病毒感染而引起的上呼吸道疾病。这种疾病会因细菌与病毒的先后叠加而加重。西医认为感冒分为普通感冒和流行性感冒两种。在西方，若因感冒而打吊瓶，会被认为是商业牟利的过度治疗，是害人。对于上呼吸道感染，西方的医生一般不建议病人用药。遇到病人坚持，也只给病人能发汗的阿司匹林、双氯芬酸、氨基比林等药，帮助病人发汗退烧或缓解头、关节疼痛。医生对感冒的主要处置，是嘱咐多喝水、多小便、多卧床休息，靠病人免疫系统的恢复来实现自愈。西医的此种治法，其实就是中医的泻法，只是西医从不承认感冒有风寒、风热、暑湿、时疫之分。因为治疗感冒和上火从来就不是西医的强项。中医敢于区分感冒，

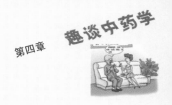

在于中医针对不同的感冒有不同的手段和方法，可以帮助病人更快地恢复健康。

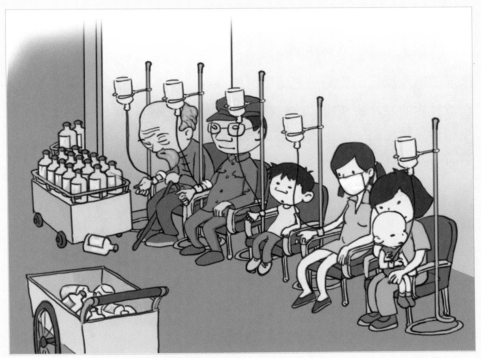

在西方，若因感冒而打吊瓶，会被认为是商业牟利的过度治疗，是害人。对于上呼吸道感染，西方的医生一般不建议病人用药，而是嘱咐病人多喝水、多小便、多卧床休息，靠病人免疫系统的恢复来实现自愈。

(1) 风寒感冒

风寒感冒在感冒中最为常见，俗称冷伤风。主要发生在冬季，部分发生在春寒、秋冷的季节。由于现代人喜用空调，也有少数人在夏季患生此病，又称"感受风寒"。

回想约两千年前的汉朝，科技落后，冬季保暖条件差。就算皇帝居住的宫殿也是四面透风，世人们更在所难免。因自身的虚寒，加上外部的风伤，普遍出现"透心凉"的风寒感冒。打喷嚏、怕冷、流清鼻，是风寒感冒最明显的征兆。

打喷嚏实际上是身体关闭风道，保持体温的本能反应。为的是避免体内的寒凉再被外界的寒冷所伤害。这或许正是医圣张仲景，给他的专著起名叫做《伤寒论》的原因吧。

风寒感冒的综合特征有：打喷嚏，怕冷，怕风，发病者无汗，流清涕，头疼或关节疼，咳嗽，吐清痰，舌苔薄白，口不渴，若喝水则喜欢热饮。风寒感冒者可能发烧，但有过程。

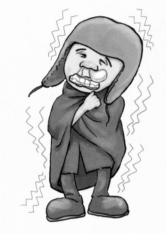

风寒感冒在感冒中最为常见，俗称冷伤风。打喷嚏、怕冷、流清涕，是风寒感冒最明显的征兆。

总之，风寒的体征一派寒象。遇此病最简单的方法是立即喝一大碗浓浓的红糖姜汤水，对此超市有成品。若自己配置，可用红糖 30 克，生姜 10 克，可加大枣 3～5 枚，开锅后小火再煮 20 分钟，以便在体内"生火"发汗、驱寒。或者通过洗桑拿、捂被子等方法出汗。此时，若对亟待发汗的风寒患者，挂瓶子打点滴，无疑是寒上加寒，雪上加霜。总之，要把寒的邪气逼出体外。最好连冲两袋超市卖的红糖姜糖水，把寒通过汗发出来，再多喝水，卧床、盖被、捂汗、休息，就可以迅速恢复。也可以用红糖姜糖水冲饮感冒清热颗粒以加大药力。对风寒感冒，要用辛温解表药宣肺散寒。建议

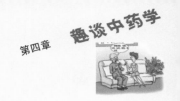

服用中成药：感冒清热颗粒、感冒软胶囊、荆防败毒散、通宣理肺丸。

(2) 风热感冒

风热感冒俗称热伤风，是内热受到外寒。病人感觉到肺热、口渴，咳嗽时嘴里似有血腥味，嗓子痛、吐浓痰是其主要征兆。医生用压舌板，也许会发现风热感冒的病人咽喉红肿，舌苔薄黄。

风热感冒的全部特征有：口渴，咳嗽重、吐浓痰，打喷嚏、流浓涕，头胀痛，身体发热、有汗或无汗，有时寒热往来、忽冷忽热，有时爱盖被，有时又踢被，也怕风。风热感冒者可能发烧，但有过程。

总之，所有病症特征都与"热"的结果有关。此时可以服用西药的抗生素，来为喉咙消炎（西药消炎还是快）。同时可多饮萝卜汤向下顺气止咳，梨汤润肺降火或用通便药把体内的热泻出来。对于风热感冒若选择中成药，要用辛凉解表药宣肺清热。建议服用中成药：板蓝根、银翘散（银翘解毒丸）、桑菊饮（桑菊感冒片）、羚翘解毒丸、羚羊感冒片、感冒止咳颗粒、双黄连口服液、防风通圣丸、芎菊上清丸。

从中医理论上讲，对风寒感冒，要用辛温解表药宣肺散寒，而对风热感冒要用辛凉解表药宣肺清热，用的是两种性质不同的药，千万不能吃反了。喝茶时，前者应喝红茶，后者应喝菊花茶。

值得一提的是，现如今的药品市场上，不少"感冒颗粒"中药西药兼有，风寒与风热通治。这与我们现实中看到的，有时风寒与风热往来交替有关。病人有时先感风寒，后入里化热，寒热往来，每每表现在同一感冒患者的不同阶段。当然一种药若什么病都能治，肯定比一种药只治一种病的效果差得多。通常多功能的药性差。

无论对付风寒还是对付风热感冒，中药实际上是调节体内的阴阳平衡，恢复正气。从中药的机理上看，是激活和调动人体内在的免疫细胞，去灭杀细菌或病毒。

(3) 暑湿感冒

暑湿感冒与风热感冒有几分相似，因此也被称为热伤风。暑湿感冒与风热感冒的主要区别在于，暑湿感冒不仅有热，而且有湿热。在北方，暑湿感冒（湿温感冒）比风寒或风热感冒患病率低，而且比较容易辨认，暑湿感冒一般发生在夏季或长夏（即桑拿季）和南方潮热的地区。在这个特殊季节和特定地区，若出现感冒，可首先考虑暑湿感冒的可能。暑湿感冒的病人因身体内热遇到外

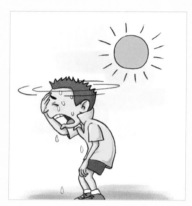

中暑与暑湿感冒不同，中暑常发生在户外高温作业或队列操练之时。中暑者口渴、乏力、脸色苍白、头晕、恶心、呕吐，甚至昏厥。

界的湿热，内热出不来。通常患者体温不会太高，一般低于 39℃。暑湿感冒热象并不明显，不口渴，不出汗，不脸红，可能有腹泻、呕吐，头痛如裹，浑身乏力。有时患者会呈现中暑之兆。

夏季按说不应有风寒感冒，但是若外界温度太高，在外活动时间过长，应了"外有多热内有多寒"的说法，外温与体温形成相对的外热内冷，加上突吹风扇或空调，人们也会"感受风寒"，有鼻流清涕，

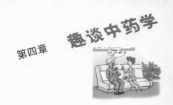

头痛等风寒感冒的病症。这种在热环境中产生的相对"内寒加外寒"，可以解释为什么在夏季仍然有伤寒感冒。此时最好是用姜糖水冲板蓝根，同时服用藿香正气丸会非常见效。请注意，此时的感冒仍然属于暑湿感冒，不属于风寒感冒。

中暑与暑湿感冒不同，中暑常发生在户外高温作业或队列操练之时。中暑者口渴、乏力、脸色苍白、皮肤灼热、头晕、恶心、呕吐、胸闷、脉搏细速、血压下降，甚至昏厥、痉挛，但是没有暑湿感冒的感冒特征。对中暑者建议服用中成药：藿香正气水、十滴水、六合定中丸等。

暑湿感冒的特征：鼻塞、流涕、咳嗽、恶寒、发低烧等感冒症状。对暑湿感冒者，建议服用清暑解表或祛湿解表的中成药：保济丸、柴连口服液、新加香薷饮（银花连翘）或藿香正气水（水比胶囊疗效快得多）。

（4）时疫感冒

时疫感冒，即流行性感冒，简称流感，是病毒性传染。中医古时称其为温病，并有专门的"温病"学派的理论和药方。

流感不同于感冒，在于流感传染。此病流行起来病人一倒一大片。此种感冒发病急、病情重，发病初期即发高烧是其主要特征，同时兼具所有感冒的其他特征，如咳嗽、流鼻涕、头痛等。流感是病毒性疾病，对于病毒性流感，西医的抗生素只能"缴枪"。因为病毒不是微生物。抗生素只能抗微生物。西医至今还没有发明出真正灭活病毒的抗生素。病毒没有代谢功能，只能寄宿在人体的正常细胞中去"繁殖"。如果

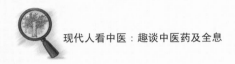

有抗病毒的抗生素发明成功，这种抗生素一定能杀灭人体其他正常的细胞。

其实，真正能消灭（灭活）细菌和病毒，而且最有效、最少副作用的，是人体自身的免疫细胞。这是人体自带的"万能抗生素"。当人体发烧至37.5℃时，人体的免疫细胞，如白细胞等，会因酶促反应，被成倍及有效地调动起来，吞噬细菌和病毒。发烧是杀灭细菌和病毒的有效方式。只不过长期高烧有可能会损害脑神经等器官，因此大家普遍对高烧不退感到恐惧。

若不发生重大病毒变异的疫情，一般流感病毒，都会在两、三周左右，被人体的免疫系统消灭。流感会不治而愈。虽然相比可在一、两周左右不药自愈的风寒、风热或暑湿感冒，它的病程长了一点，但若在起病初期就服用中药，充分调动人体各种免疫系统的积极性，迅速参加战斗，任何类型的感冒毒邪，都可能被迅速消灭。因为人体的免疫系统从不区分"敌人"究竟是细菌、病毒、癌细胞或是其他微生物。凡是不带有你身体DNA标志的，免疫系统通通认为是"敌人"，一律会像游戏机中的"大嘴娃娃"那样，把对方吞噬进去，然后通过溶菌酶将其肢解。最后通过汗液、痰液或尿液等排泄物排出体外。

有人说感冒病毒有200多种类型，得一次获得一种类型的免疫。一个人一生大概能感染上一半流感病毒。流感其实并不可怕，每年都有人染上不同的流感。国外大夫遇到流感，只是要求病人多喝水、多休息，多吃VC，但尽量不使用抗生素。

真正可怕的流感，是2003年中国命名"非典"（SARS）的那场属于同类病毒传播面积大、速度快、人传人、病死率高的流感。人们对

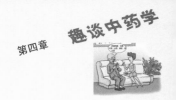

这类流感目前无药可治。这类流感的可怕，还在于它会引发各种并发症，造成死亡。其实称 SARS 为"非典"没有意义，因为 90% 以上的病毒感染，都有非典型肺炎的征兆，它们都是经过飞沫首先感染人的肺部。对付各类时疫感冒，西医除了隔离病源，让患者靠其免疫系统自生自灭外，目前鲜有奇招。中医则有很多治疗温疫的经验，建议服用中成药：感冒退热颗粒、板蓝根、羚羊清肺丸、清开灵等清热解毒的药品。

2. 上火类

春天的肝火易怒；夏天的心火易疮；秋天的肺火易咳；冬天的肾寒，寒极生热，易招感冒发烧。当然还有在夏秋之间的长夏，几乎所有人都脾湿厌食。虽然"脾喜燥恶湿，胃喜湿恶燥"，但在现实中脾容易有湿，不易有火，所以才会有脾阳虚。五脏中除了脾，五季中除了长夏，其余四脏、四季都均可上火，尤以春夏为甚，以肝胆和肠胃多见。中医描写上火的症状通常有：发烧、头痛、目赤、喜冷饮、烦躁、大便秘结、小便黄少、舌红苔黄、皮肤易生毒疔等。普通人感觉冰棍败火，房事也败火。中医认为寒凉之物

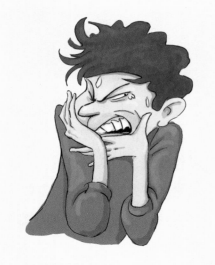

四季均可上火，尤以春夏为甚。春天的肝火易怒；夏天的心火易疮；秋天的肺火易咳；冬天的肾寒，寒极生热，易招感冒发烧。中医认为"气有余便是火，气不足便是寒"。因此，治疗爱发脾气的肝火和口舌生疮、牙周肿痛之类的心火，首选应当理气。

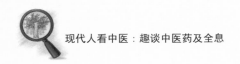

最好少吃，房事也应当有节制。败火最好的方式是采取食物或中药来降和泻。

天五气对应人五脏，结果就是这些季节病。治爱发脾气的肝火和治疗口舌生疮、牙周肿痛之类的心火，首选应当理气。中医认为"气有余便是火，气不足便是寒"。生活中最有效的方法就是排便，排便泻火。治疗肺燥喘咳，需要润肺泻火，而不是排便。治疗伤风发烧、头疼脑热之类的感冒，最有效的方法就是发汗和通便。

治疗上火和伤风是中医的拿手好戏，西医在理论上没有上火之说，有的只是炎症。其实有时病人上火，跟炎症没关系。可能是由于过食补药，如吃了鹿茸或人参，或者过食了四川麻辣火锅中的辣椒。这些都会立即引起体内的阴阳失衡。瞬时间的阳盛阴衰就会上火，就会出现流鼻血，或牙床肿等上火的症状。显然这其中没有发炎的机会。现实中，多数在中国的西医大夫还是承认有上火之说的。

一般由外部原因，如气候引起，或过食补药，或过食辛辣食品等引起的火，中医认为是实火。中医的实火与实证一样，大都因外邪引起的。虚火大都由于内部阴虚引起的，特别是肾阴虚。

对于实火，要服用清热解毒、泻火败火的药，既要扬汤止沸，又要釜底抽薪，建议服用中成药：同仁堂或其他厂家的牛黄上清丸、牛黄解毒丸。

对于虚火要滋阴降火、生津养血。如果有人爱吃肉，想通过肉食去滋阴，需要先弄清哪些肉性热，哪些肉性凉，千万别吃反了。相对来说，在肉食中，地上跑的就比水里游的（或水路两栖的）热，如鸡汤比鸭汤热。羊肉最热，更容易上火。阴虚的人实在馋肉，最好只吃海鲜。

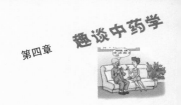

其实，肉食几乎无法滋阴，补阴的药，基本都是草本科的植物。因此，对于滋阴，药补比食补好。建议服用中成药：同仁堂或其他厂家的杞菊地黄丸，知柏地黄丸。

由于西医里没有上火之说。外国人也弄不懂上火。直译成英文，火是"fire"，令洋人更感蹊跷：身上着火了，还不赶快扑灭？中国人的上火一词还可表示发怒。于是就有人用"get angry（生气的）"来翻译中医的上火，以及"get inflamed"，"heat of fire"，"excessive internal heat"，"inner heat"等"上火"的英文意译。最有趣的是"inflammatory"这个词，既有"令人激动"，又有"发炎"的双重意思，能够两头讨好，对中医、西医都不得罪。但是该词少了中医"上火"的形象含义。其实，中医"上火"用拼音"shang-huo"作为英文单词最为贴切。原有的英文中已经添加了不少由汉语拼音组成的新词，如气（qi），叩头 (kou-tou) 等等，再多一个"上火"的新词并不过分。只要中医的外宣坚持用"上火"的拼音，该词早晚会被英文词典收录。

中医的"上火"非常形象。我们心脏的图像♥是尖头向下，蜡烛的火苗也像心脏，但尖头向上。新婚之夜，点燃两支蜡烛象征"百年好合"、"心心相印"。中医的心火火苗方向向下，和心脏的尖头一致，叫作"引火归元"，即把心火引入肾脏的"锅炉"中去点火。所以中医有心为"君火"，肾为"相火"之说。"火不归元"，阳气不足，人就会出现上热下寒，或腹冷、腹胀，或四肢不温。建议服用中成药：附子理中丸。

另外，"火不归元"还会上火，出现口舌生疮等症状，建议服用中成药：同仁堂或其他厂家的牛黄解毒片。

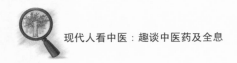
3. 咳嗽、痰饮、痰湿、水肿类

(1) 咳嗽

咳嗽经常发生在秋冬季。在五行中，五季的秋，对应五气的燥，对应五脏的肺，秋燥会引起肺燥咳嗽。当然冬季使用暖气，特别是采用集中空调的采暖方式，室内会干燥，也会引起燥咳。此时应当多吃润肺的药或水果。若配合加湿器，咳嗽也会有所减轻。通常人们会明显地感到自白露之日起，暑湿和桑拿天退去，咳嗽的人增加。秋天咳嗽多是干咳少痰、痰黄稠或痰中带血。按五行，应多吃点白色的食物，如蒸梨汁润肺止咳。中医讲，"肺乃储痰之器，脾乃生痰之源"。

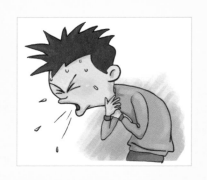

咳嗽经常发生在秋冬季。在五行中，五季的秋，对应五气的燥，对应五脏的肺，秋燥会引起肺燥咳嗽。但咳嗽并非是肺脏的"专利"，中医认为"五脏六腑皆令人咳"。五脏咳嗽的声音不同，症状各有不同，非常复杂。治疗咳嗽的水平，可以彰显一名中医师的水平。

另外中医也讲"五脏六腑皆令人咳"。五脏咳嗽的声音不同，症状各有不同，而且太复杂，需要中医大夫专门解释，老百姓略知一二即可。

(2) 痰饮

多数的咳嗽伴随有痰。对于老年人，咳痰是要命的事，不可掉以轻心。很多人都是因为一口痰咳不出来，憋死了。从痰的稀稠和颜色，

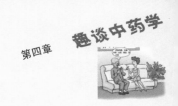

我们可以了解许多信息。如黄痰、稠痰表示有热。相反，稀痰、白痰表示有寒。

常识告诉我们，热会使稀的东西变稠，白的颜色变黄。中医的痰包括西医认定的，从喉管吐出或吸出的黏稠分泌物，即社会已公认的痰。这是有形之痰，即痰饮。

西医不研究痰饮，但是西医研究痰液。痰液是废液，内含了许多疾病的信号，可以化验分析。中医对痰的研究比较深入，分为"有形之痰"和"无形之痰"。在"有形之痰"中还有"痰"和"饮"的分别，中医认为浓为痰，稀为饮。现在的"痰饮"只是个说词，没有太多实际意义。人们管稀痰就叫稀痰，很少再称"饮"了。对于痰饮，建议服用中成药：二陈丸、竹沥水。

（3）痰湿

中医议论痰，更多的是指西医无法准确命名的、在皮下鼓起来的平状肿块，或在身体里虽然看不见，但形成阻碍的，那些无形之痰，即痰湿。更有人把体内所有因脾运化不利所形成的莫名废料都统称为痰，或痰湿。

体内一旦出现瘀滞或肿块，有血色的是血瘀，没血色的都是痰湿所瘀。由于没有疼痛，有时人们不会理会这些肿块，它们也会慢慢消失。西医对于痰湿的概念根本不认账，但对这些莫名的扁平肿块也束手无策，认为它们不是肿瘤，也不是囊肿，至多是皮下积液。西医认为，这类肿块没有大问题，不需要处置，只能靠身体慢慢吸收。中医对痰

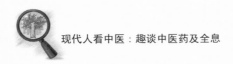
湿有认识并且有解决的办法，建议服用中成药：二陈丸、蛇胆陈皮散。

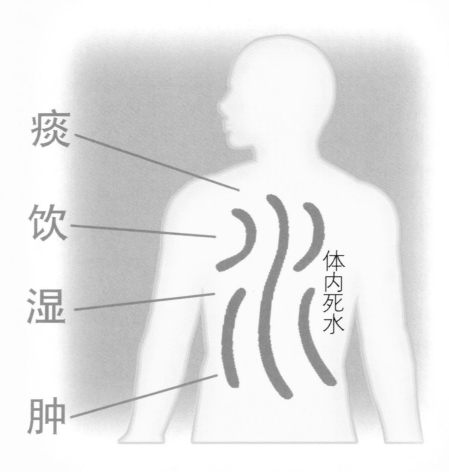

中医眼中的脾脏，喜燥恶湿。脾若太湿，则脾失健运，不能运化水谷精微，以致水湿内停，成为身体当中的死水。死水若流向肺脏，则为痰，为饮；流向四肢，则为水肿。湿若太盛，则人会感觉身体沉重，中医称之为"着痹"。

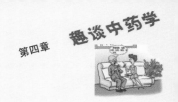

(4) 水肿

人生在世，除了会遇到痰饮、痰湿外，还会遇到水肿。西医认为，水肿就是浮肿。按下去一个坑，半天起不来，会给病人开利尿药消肿。中医认为，水肿是体内水液潴留，泛溢肌肤而引起的头面、眼睑、四肢、腹部或全身浮肿的病证。建议服用中成药：八正散、五苓丸、肾炎四味片。中医认为水肿分上身水肿和下身水肿。对男人与女人来说，意义不同。中医总结出规律，"男怕穿靴女怕带帽"，即男人怕腿肿，女人怕头肿。文革期间，周恩来总理要穿大号的鞋，大家就知道，他病情加重，时日不多了。中医对于头面四肢水肿，主张通过宣肺气发汗和利小便的方法，因此建议服用中药汤剂：五皮饮。对于下身水肿，主张通过大便和小便，把水肃降和宣泄出来，因此建议服用中药汤剂：五苓散、肾炎四味片。

中医认为所有实证都是外邪，其中也包括看起来外邪内生的疾病，如气滞血瘀、水湿内停、痰饮壅塞等实证。它们都需要理气药、化瘀药、化痰药、祛湿药来帮忙调理。由于这些药都不是补药，故它们仍然属于实证。有些人学习中医多年，总混淆虚实。其实忘记了从中药的补、泻和药效上，也可以辅助判断。

4. 失眠类

失眠的人非常痛苦，白天无精打采，焦虑狂躁，口腔异味，食欲不振，记忆衰退。失眠的人主要由于心事太重。

中医认为，失眠多因痰热内扰、心肾不交、心脾两虚、肝郁血虚、阳不入阴所造成。通过中、西药的调理，失眠状况都会得到相应的改善。其实失眠的最大害处，是会造成免疫功能下降，容易患各种感冒和抑郁症。免疫功能长期低下的人，在同样致癌的污染环境下，比别人容易罹患癌症。

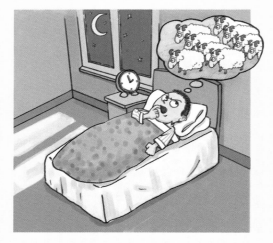

失眠的人非常痛苦，晚上辗转反侧，白天无精打采。中医的五行规律认为，肝藏魂。如果人的心事太重，造成"魂不守舍"或"心神不宁"，人就无法进入睡眠。

按照子午流注的时辰，人应当睡"子午觉"，即中午 11 点～ 13 点，夜里 23 点～凌晨 1 点进入睡眠。中午 11 点，气血流注心经，夜里 23 点气血流注胆经。从凌晨 1 点起开始流注肝经。按照西医的研究，人在睡眠时，大部分血液主要储存在容量大的肝脏中，人的整体血压会大幅度降低，脉搏、呼吸平缓。这与中医肝藏血的先见之明恰好不谋而合。从气血流注的情况看，只要凌晨 3 点以前入睡，都可以保证人的"魂"进入到肝的"屋舍"中，避免魂不守舍。

中医五行规律中的"五藏"，讲的就是收藏"肝心脾肺肾"这五脏所对应的人体中的虚拟物质"魂神意魄精"，即肝藏魂、心藏神、脾藏意、肺藏魄、肾藏精。如果"魂不守舍"或"心神不宁"，人就无法进入睡眠。

灵魂是属于阴性空间的事物，与人们生活的阳性空间，看起来关

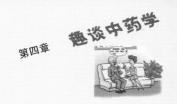

系不大。文革期间毛主席、党中央号召中国人民，要把牛鬼蛇神和封资修，打得灵魂出窍。什么是灵魂？大家谁都没见过，也没人敢说不存在，只能跟着糊里糊涂地喊。连最无神、最革命的人都承认有灵魂，那么灵魂一定存在。主流中医虽然不讨论阴性空间的虚拟物质，但也认为人的"魂神意魄精"还是存在的。这样才好解释许多主观意识以外的、人类的诡异行为，如"鬼使神差"的夜游等。

除了药物调理，气功对于治疗失眠也很有效。人要想睡眠好，首先要心无旁骛，气定神宁。洗漱完毕，可以躺在床上先练气功。练气功可以有效地排除私心杂念。

初学气功的人可以先从抱球开始，找气的感觉。具体方法是，闭目并加大口鼻的深呼吸，双手搭在小腹上，中间如同抱着一个气球。气球向外膨胀，双掌向内压，掌心中有气往外涌。气感越强，球会变得越大。有了气感之后，就可以用意念运气，首先从会阴，即肛门和阴部的中心点，沿着督脉，经自己的头顶，再从任脉回到会阴，不断重复这一过程。这一过程又叫气的小周天循环。在循环中，可以让气在肚脐下方的气海穴和关元穴附近多停一会儿，掌握气沉丹田。

经过几次训练，如果你能够用意念调动气的运动和做功，就叫学会气功了。之后，你便可以让气到达身体任何部位，从而实现自我排毒和调理。躺下来练气功，不讲究姿势，关键是在体内运动你想象中的气，这样既可以增加气感，又可以不知不觉地使自己进入梦乡。若想借助药物调理失眠，建议服用中成药：天王补心丸、枣仁安神液、朱砂安神丸、柏子养心丸。

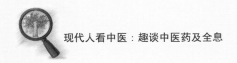

5. 腹泻类

化验是西医的强项。对于多数在夏季因食物变腐或不洁造成的急性腹泻，西医可通过化验大便，查到病原体。

西医将常见腹泻分为肠炎和痢疾两大类。在此我们不讨论腹泻的病原体是大肠杆菌、芽孢杆菌，还是沙门氏菌，或是因大肠内菌群混乱造成的其他腹泻。从症状和感觉上，肠炎的腹泻有：绞痛、拉水、水中有不消化物、多便等特征。痢疾的腹泻有：腹痛、拉黏液状的稀便、恶臭、多次等特征，痢疾最明显的特征是"里急后重"，即一有感觉，马上就得拉，而且拉不完，感觉总拉不净。若经西医确认，疾病是因细菌感染所引起的腹泻，那么建议服用中成药：双黄消炎片、周氏回声丹。病情严重时，建议服用中药汤剂：白头翁汤，效果往往立竿见影。另外，腹泻的病人应当多补充水分和盐分，防止脱水。

中医对于腹泻，也有虚实之分。虚证是体内阴阳失衡造成的。实证是由于季节性的外邪，如寒湿和暑湿，以及西医讲的肠炎、痢疾、肠结核等各种细菌或病毒造成的。

如果没有接触腐变不洁的食物，只是腹痛、腹冷时喜欢按压和敷暖水袋(相比实证的腹泻怕按压)、拉出大便不成形、清稀且有不消化物，此腹泻属于虚证。这是脾胃虚寒的典型表现。脾胃虚寒实际就是脾胃阳虚。气有固摄的功能。固摄就是管着体内某种物质发放的机制，使之不会自汗，不会阳痿遗精，不会大便泄泻等。阳气一虚，这些机制就会失控。因此腹泻就很自然了。一般虚证腹泻没有实证腹泻那般急迫、没有规律。对于治疗脾胃阳虚的腹泻，或者久泻久痢，建议服用中成药：

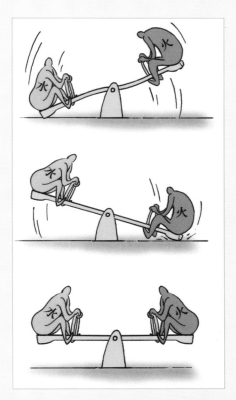

中医讲究阴平阳秘。阴阳平衡，人就正常，反之则生病。以虚证而言，若阳气虚衰，固摄能力便失控，人就会长期便溏、腹泻；若阴液干涸，大便有如枯水行舟，人就容易便秘。

补中益气丸、人参健脾丸、参苓白术散、附子理中丸。

但如果在凌晨 5 点左右，跑厕所拉稀，并非一天总拉，那就不是脾胃虚寒，而是肾阳虚了，或者说是脾肾阳虚，俗称"五更泻"。对于治疗脾肾阳虚的腹泻，建议服用中成药：四神丸、金匮肾气丸。

腹泻加湿，一定是实证，因为湿本身就是实证。腹泻加湿，最明显的特征是，大便容易粘在坐便器上，不易冲掉（这种情况通常还伴有热）。此时病人会舌胖，舌两侧有齿痕等湿的迹象。脾肾阳虚，气化不利，也容易引来寒湿或暑湿等湿证。由于中医的体系形成要比西医古老成百上千年，病名无法与时俱进。对于肠炎、痢疾类的腹泻，中医划在暑湿之内。对于加湿类的腹泻，建议服用中成药：香连片、藿香正气系列药物。

另外还有一类腹泻与虚实无关，纯粹是心理压力或情绪紧张造成的腹泻，遇到某种场景，立即就会腹痛泄泻。西医称其为胃肠神经官能症。治疗此类疾病，主要依靠心理疗法。

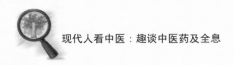

6. 便秘类

便秘是老年人的心病。大便不通可以诱发许多疾病。长期便秘还容易导致色素沉淀、体型肥胖、痔疮肛裂、大便带血，甚至导致肠梗阻。乃至直肠肿瘤等。最危险的情况是，人在便秘时，免不了会憋气用力。这样会造成血压冲高，引发脑血管破裂或冠状动脉血栓脱落，导致脑卒中或冠心病死亡。正常人排便可以一天两次，或两天一次。一般来说3天没有大便，或正常排便延续一天以上，就算便秘了。

便秘也有虚实之分：虚证便秘是习惯性便秘，实证便秘是短时的。

虚证便秘的特征是，气力不足没有便感，或体内水分缺乏大便燥结。实证的便秘特征是，大便干燥，想拉拉不出来，拉出来的便状如羊粪蛋。上火是实证便秘的主要原因，如高烧高热、辛辣上火、出汗脱水等都会导致短期的便秘。如果没有实证作乱，那么便秘就是身体出现虚证的明显信号了。

看过前面的内容，我们已经知道，阳虚导致便溏，阴虚导致便秘。

排便主要是靠大肠蠕动，肠内还必须有足够的水分或油分，保持润滑。香蕉本身含有相当的水分，蜂蜜水是介于水分与油分之间的第三种选择。许多老人常年依赖向肛门内注射开塞露，来解决便秘问题。据说宋美龄之所以长寿，就是因为在晚年，一直坚持做到每天称体重和防止便秘的洗肠子。洗肠子既不舒服，也难以个人之力完成。

其实真正若出现便秘难忍，手足无措，在去医院处置之前，医生会建议病人自己，先空腹喝几勺炒菜用的植物油，便秘会立即消失。植物油是好东西，有利无害，宜多不宜少。植物油不含胆固醇，只含植物固醇，植物固醇是减少胆固醇的好帮手。另外植物油含有身体必需，但肝脏不能合成、自造的必需脂肪酸。老年人炒菜应当适量多放植物油，

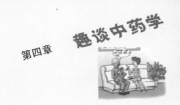

可以缓解便秘。

便秘是魔鬼。经过广泛宣传，现在不论是老年人，还是青年人，都对便秘提高了警惕。于是有大量的生意人打起了用治"宿便"来赚钱的主意。宿便不是医学名词，是人造的商业靶子。发明一个魔鬼的靶子，就能赚一份打靶的钱。宿字在中文中有"隔夜、老资格、有经验"等意思，如宿将、宿儒等。如此解释，隔夜便也就是宿便了。其实，且不谈"因虚便秘"还是"因实便秘"，隔夜排便很正常，完全情有可原，算不得便秘。

人能排便，取决于你吃的东西是否足够多，以及食物"进、出口"之间的时间是否足够长。正常人的每次排便量是 300 ～ 500 克，也就是一斤以内。如果进食得少，便量一定会少，甚至无便。由于食物首先要进入胃去初步消化，然后进入十二指肠充分消化，之后再进入 5 ～ 7 米长的小肠吸收养分，最后才进入大肠形成粪便，经乙状结肠及直肠排出。这之间至少需要 6~7 个小时。如果进食的是脂肪类食物，它在胃里就需要停留 4 小时左右，或更长，整个周期就需要 12 ～ 16 小时，才能被后面的食物废料推出体外。一般人正常饮食，中午吃进去的，晚上是绝对拉出不来的。更何况当今的社会风气是减肥和少油，吃得少自然拉得少，没有油自然少润滑，于是出现了假性便秘。加上宿便危害的造势，使得不少人对排便产生了畏难。

中医对于治疗便秘有非常有效的药物，如大黄有利于刺激大肠蠕动，芒硝有软坚散结的功能，使得燥结的大便散开。建议服用中成药：栀子金花丸、牛黄解毒片。

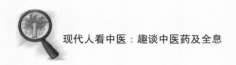
7. 头痛、头晕类

(1) 头痛

头痛是种常见病，更是一种症状。头的不同部位，以及痛的不同方式，客观反应了头痛背后的各种疾病。西医对头痛非常重视，首先要排除是否有颅内出血，颅内出血会立即有生命危险。然后排除是否有颅内肿瘤，颅内肿瘤有潜在的生命危险。一般情况下，大夫会首先建议病人去做脑流图或核磁共振。现代人生活质量高，血脂高、血压高，因此得脑卒中的几率高。加上医院引进高昂的精密设备，也需要尽快收回投资，因此医院做脑部的深度检查已成为常规。中医对于西医的仪器检测从来都是欢迎的，甚至主动推荐病人在首诊时做全套的理化检测，以减少突发病和危重病被误诊的可能性。另外，中医的治疗效果，可以通过西医的理化检测得到验证。

西医认为其他引发头痛的常见病有：高血压（枕部痛、广泛痛），神经衰弱和失眠（巅顶痛），青光眼及眼压高（前额和眼眶痛），血管神经性疾病（头颅两侧痛），颈椎病（枕部痛），耳病及习惯性偏头痛（一侧痛）。另外女性月经、脑炎或其他炎症也会连带引发头痛。西医对于头痛，常建议服用安乃近或去痛片。

中医对于头痛，没有做西医的那种具体病症的分析，因为中医在一千多年前兴盛时，西医还远没有目前这样发达，故无法参照这么多病名。中医的"伤寒派"把头痛分成四个区间：巅顶痛是厥阴经证，建议服用中成药：脑力清片。巅顶至后脑痛，是太阳经证，建议服用中成药：九味羌活汤。头两侧至后端痛，是少阳经证，建议服用中药汤剂：小柴胡汤，或服用中成药：小柴胡颗粒（两袋一起冲饮）。头前额痛是阳明经痛，建议服用中成药：都梁丸、藿胆丸。说来也奇怪，有时按照中医经络的分区去服药，抛开西医的具体病症，病情就能缓解或药到病除。

　　对于缓解头痛的通用中成药有：川芎茶调散、芎菊上清丸。

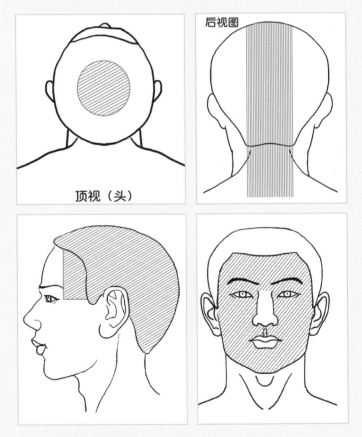

"伤寒派"将头痛分成四个区间：

巅顶痛是厥阴经证；巅顶至后脑痛，是太阳经证；两侧至后端痛，是少阳经证；前额痛是阳明经证。说来也奇怪，有时按照中医经络的分区去服药，抛开西医的具体病症，病情就能缓解或药到病除。

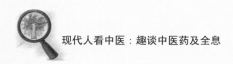

（2）头晕

头晕与头痛是两个意思。头晕分两种：头晕和目眩。头晕的感觉是：头胀、有紧箍感、走路摇摆。引起此种头晕的常见病有：高血压、贫血、动脉硬化、神经官能症等。另外一种头晕的感觉是：头晕目眩、天旋地转。引起此种头晕的常见病有：美尼尔氏症、迷路炎（即内耳炎）、食物中毒、脑部肿瘤、椎脑血管供血不足、心律失常等。西医建议服用：苯巴比妥、利眠宁、晕海宁等。

对于两种头晕，建议服用中成药：脑立清片、杞菊地黄丸、天麻钩藤饮。

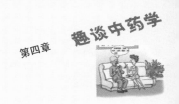

第五节 中药的剂型及服用方法

1. 中药的剂型

中药常见的有"汤、丸、散、膏、丹，针、酒、冲、胶、片"十种类型。中药以汤剂见效最快（自己煮的比药房煮得还好）。其次是冲剂、膏剂、散剂、片剂、胶囊剂，最后是丸剂。酒剂比较特殊，泡酒的一般用于补药和祛风湿药。丹剂起源于道家的炼丹，求长寿不老，目前不多见（仁丹除外）。中药的成药，指

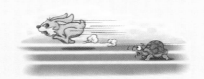

中药的剂型分"汤、丸、散、膏、丹，针、酒、冲、胶、片"十种类型，尤以汤剂和丸剂最为常见。汤剂爆发力强，但持续力差，易伤胃，不宜久服。丸剂见效比汤剂慢，但易服用，缓释放，可能赢得胜利。

那些事先经过工厂加工制作的成品。典型的成药有片剂、囊剂、散剂（小粒）、冲剂、丸剂、膏剂。另外还有少量的针剂。虽然中成药起源于汤剂方，相当于挑选了一些典型的"排子枪"，制成易储藏、易服用的成品。但是必须承认，中医的成药，比药房现抓的汤药效果差。

2. 服药的时间与剂量

百姓除了备药，最关心的是一旦病了，对上述成药怎样服用？当然他们应当首先看说明书。另外，服用中药千万要注意"中病即止"，换句话说就是要见好就收。别因为害怕浪费，把剩下的药也吃进去"巩

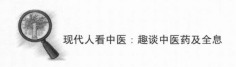

固"成果，那样反而会适得其反。中药在服用的时间上没有严格限制。要求三次的，就是早、中、晚。要求两次的，就是早、晚。这点与服用西药一样。对于滋腻补益类的中药，建议饭前空腹服用。对胃肠道有刺激的中药，可以饭后服。另外有人做过实验，如果按照中医子午流注的规律去服用中药或针灸，在每天24小时中的不同时辰，治疗那个时辰当令的脏腑，效果最为显著。此话甚有道理，不妨可以试试。

中成药在进服的剂量上，没有西药那么敏感和严格。西医大夫或西药使用说明上建议半片，病人就不能进服一片。而且西医规定病人不能为求速好，就私自服用医嘱外的其他同类西药。对于中成药，一般说明书注明的进服量都是下限，对于体质不是那么虚弱的病人，偶尔可以加倍进服（若含某些带毒性的药物除外）。

3. 中药与西药同时服用的注意事项

中药有广泛的包容性，只要不违反"十八反"和"十九畏"的配药原则，可以在服用汤药的过程中，同时服用中成药，以求根据病情，进行动态调整。本来中药就可以把治疗几种病的草药混开在一个药方中。此法可以解决药房已代煎好汤药，并封好包装，病人随病情变化又想加几味药的问题，而且不浪费原有汤药的花费。有时，三四十味药混在一起，它们就像猎枪打出去的一堆散弹，没准有一粒就能碰上猎物，药力虽然差些，但起码不会闹脱靶的笑话。尽管张仲景《伤寒论》中近百分之八十的药方，都是每个方维持在八味药左右，但是也有些名医喜欢开大药方。我们想强调的是，中药有一个特性，在一副汤剂中，或在一丸成药中，有用的成分能发挥作用，没用的成分只是"摆设"。

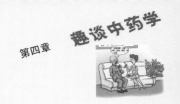

只要不违反配药原则，只要药力作用的方向没有抵触，一般多余的中药成分不会起反作用。

中药与西药同时服用一般也不会冲突。对于嗓子疼、牙疼、牙周炎、眼睛发炎之类的细菌性炎症所引起的疾病，建议还是服用点西医的消炎药，见效快。中、西药可同时服用，但最好相隔半个小时。

4. 中药疗效的判断

如果选择服用治病的中药，即非补药，一般在服用1~3天内就应当有所反应。如果三天后仍然没有任何反应，建议立即换方换药。多半是大夫的辨证论治出现了偏差。好的中医大夫讲究分段治疗，分段换方，讲究轻重缓急和标本兼治。服用治病或化瘀之类的"泻药"旨在排"毒"，时间不宜过长。服用补药旨在扶正，可以相对长期一点。如补阳虚的金匮肾气丸，以及补阴虚的六味地黄丸。它们的成分本身就有三补三泻，药力平缓，服用一年半载都没有问题。

5. 虚不受补怎么办

中药与针灸等手法治疗可以双管齐下。中医认为所有的疾病都是因正气不足，邪气乘虚而入造成的。因此中药基本上可以分成"扶正"和"祛邪"两大类，正气不足要补进去，邪气太盛要泻出来。但是也有人虚不受补，一服药就出现上火的情况。此时可以选择中医的手法治疗，如针灸、按摩、拔罐、刮痧甚至刺络放血等，把体内的病气或毒气放出来，给身体补充点正气，打打底子再服药。中医的手法治疗

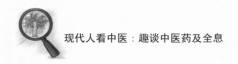

也有补气和泄气，刺激酸麻胀窜，带动气血流通，促进脏腑功能改善，从而实现扶正祛邪的功效。

人体有两条通道，解剖系统的通道和经络系统的通道，都可以抵达五脏六腑，都可以用来治病。因此中药与针灸等手法治疗可以齐头并进。中医的主流学派"伤寒派"，把各种疾病分解在人体的阴阳六条经脉之中。医圣张仲景为治疗这六条经脉的疾病，设计了112个经方。在日常生活中，人们若遇到肠胃疼痛，或者服用中、西药，或者按压或针灸小腿上的穴位"足三里"，都同样可以缓解疼痛，类似的例子不胜枚举。因此显而易见的结论是，人体经络上有三百多个穴位，每个穴位相当一味中药。不同的是，人体对穴位的刺激，有双向的自平衡调节机制，缺失的正气会自动补充，多余的正气会自动卸载。人的身体对中药的"刺激"，没有自平衡机制，完全靠中医师对药的知识和经验来把握。

古时候中医师讲究小周天，他们提出中医的365味药和365个穴位，正好偶合当今公历的365天。正可谓"天人合一"。人体的主要穴位，虽然号称有365个（实际是361个）。但是有经验的手法医师能熟练掌握的，也就百来个。临床常用的也就几十个。医术高的针灸师，甚至可以用十几枚针乃至几枚针刺穴，便做到"针到病除"。

人体的"八总穴"是人体自带的灵丹妙药。老百姓若是掌握了"八总穴"的按摩方法，基本上可以缓解周身约80%的疼痛。登记在册的中药虽然有近万种（味），但是有经验的医师能熟练掌握的，也就150余种，开方常用的也就是几十种。医圣张仲景的所有方剂仅包含90多种中药，且约80%的方剂，都在八味药左右。这里的"八"没有"发"的意思，只是碰巧了。

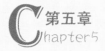

第五章
Chapter5

趣谈穴位与全息反射区

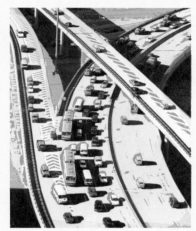

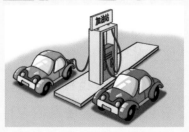

经络是穴位的排列组合。经络的经表示纵向排列的主气道，如同高速公路。络表示横向排列的辅助气道，如同国道、省道、乡间公路等。穴位则更像高速公路上的"加气站"，其目的是保证公路畅通。人体最常用的是十二正经和任督二脉，共十四条。

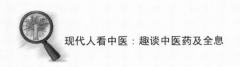
第一节 穴位与经络

1. 穴位与经络的由来

中医的穴位来自古代中国人的疼痛摸索。他们对于身体上的疼痛和不适，会本能地按压某些固定的痛点，以求舒缓。这些痛点就是穴位的雏形。

穴位分两大类，无名无姓的和有名有姓的。无名无姓的统称"阿是穴"。任何无名的、针灸或按摩的痛点都是阿是穴。有名有姓的是借用古代天体、方位、地貌、建筑、治疗功效等方面的名称。这些名称本身早就过时了，对现代人没有任何意义。建议除了保留几个主要的、知名度高的经典穴位外，其他完全可以采用"针灸穴位挂图"（英文版）所标注的那样，用经络名称的第几号穴来代表原来名字。

中医的穴位名称太多，它又与中药名称不同。中药一味药一个名，无法替代。中医多数的穴位，虽然起名无逻辑，但是排列有逻辑，可以前后追索。建议除了保留几个经典的穴位名称外，其他穴位用经络名称加数字来替代，会更加方便记忆，易于普及。

经络则是穴位的排列组合。人体的经络系统由十二经脉、奇经八脉、十二经别、十二经筋、十二皮部、十五络脉、浮络和孙络等组成。

经络的经脉表示纵向排列的主气道，如同高速公路。络脉表示横向排列的辅助气道，如同国道、省道、乡间公路等。用西医的血管来

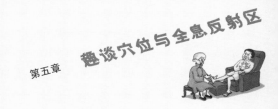

比喻，十二条主经络和奇经八脉如同大血管，络脉就如同小血管，浮络、孙络如同毛细血管。由于经络是气道，那么穴位就更像高速公路上的"加气站"。其目的就是保证公路畅通。最常用的是十二正经和任督二脉，共十四条。世界卫生组织 (WHO)1991 年向全球公布的《国际标准针灸穴名》，认可了十二经脉和任督二脉的 361 个穴位和 48 个经外奇穴及头穴，并且规范了表述标准。

2. 十二正经与任督二脉

人体的十二正经及任督二脉是人体最重要的经脉。武侠小说常有"打通任督二脉"的说法。似乎任督二脉一打通，身体会康复，功力会倍增。其实每个人的任督二脉本来就是通的。气道不通也会梗死。任脉是阴经的总汇，位于前胸的正中线。督脉是阳经的总汇，位于后背的正中线。任脉与督脉上交于头，下出于会阴。

十二正经的名称为：手太阴肺经、手阳明大肠经、足阳明胃经、足太阴脾经、手少阴心经、手太阳小肠经、足太阳膀胱经、足少阴肾经、手厥阴心包经、手少阳三焦经、足少阳胆经、足厥阴肝经，手足各有三阴与三阳，加起来正好十二条正经。

中医规定：对于身体部位，上为阳，下为阴，外为阳，里为阴，背为阳，胸为阴。因此经络的阴阳（除部分胃经），基本上是据此原则划分的。总之，容易晒到太阳的部位为阳，不容易晒到太阳的部位为阴。另外，太阴与阳明，厥阴与少阳，少阴与太阳各为固定配对脏腑。脏为阴，腑为阳。如手太阴肺经与手阳明大肠经就是其中的一对，

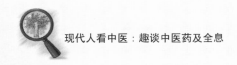

阴为脏，阳为腑。它们之间的关系，为表里关系。

许多的初学者对于经络的阴阳和脏腑的对应，感到太难记忆。因为其中没有规律，全靠死记硬背。为了便于大家背诵，我们编了歌诀"肺包心，大三肠，脾肝肾，胃胆膀"来分别对应手和足的太阴、厥阴、少阴，以及阳明、少阳、太阳，手足加起来共12条经络。此歌诀押韵规律，便于读者记忆。下面是说明的表格。图的顶端是分项的模板，可以分别套用在手、足两个方框中对应说明。

分类模板	太阴	厥阴	少阴
	阳明	少阳	太阳
手	肺	包	心
	大	三（焦）	肠（小）
足	脾	肝	肾
	胃	胆	膀

表格中的太阴、厥阴、少阴，以及阳明、少阳、太阳的排列顺序，并不代表阴阳强弱的变化顺序，而是按照人类算数，从大拇指数到小拇指的习惯顺序。

手的阴经隔指排列，分别分布在大拇指、中指和小拇指的指尖上。阳经分布在食指、无名指和小拇指的指尖上，因此小拇指指尖有两个穴位。足的阴经从大拇指开始依次排列，先阴后阳。第三指的指尖没有穴位，足少阴肾经的穴位下移到二、三指间的上掌心处。从第四指的指尖，开始数足的阳经，因此足的小拇指的指尖有两个阳经的穴位。

请永远记住，手三阴的循行是从胸到手，手三阳的循行是从手到头，足三阳的循行是从头到脚，足三阴的循行是从脚到胸腹。任脉在前，督脉在后，它们都是起于少腹，出于会阴，分别从前、后到头面部。

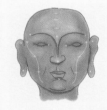

人体体表有十二正经，手、足各三条阳经，均汇于头，因此人的头部被称为"诸阳之会"。

全身的气道经络相互联通，同时连接脏腑，形成闭环，构成人体的第二套生命系统。

此外，我们在"趣谈中医学"一章中已经介绍过十二经脉的循行，以及按照子午时辰气血流注脏腑的顺序：

手太阴肺经——手阳明大肠经——足阳明胃经——足太阴脾经——手少阴心经——手太阳小肠经——足太阳膀胱经——足少阴肾经——手厥阴心包经——手少阳三焦经——足少阳胆经——足厥阴肝经。

希望读者经过上面的表格，能够再次加强认识。

3.《伤寒论》与六经辨证

汉代医圣张仲景，在他的《伤寒论》中创立了以阴阳为区分的六经辨证理论。张仲景把各种病症归纳成太阳经证、阳明经证、少阳经证三类阳经病，以及太阴经证、少阴经证、厥阴经证三类阴经病，三阴加三阳，又简称六经辨证。张仲景的贡献在于他把中医的理论，总结成理、法、方、药四大方面，最终都按阴阳六经串连起来了，形成了一整套能真正治病救人的独立系统，即中医的"伤寒派"。不论西

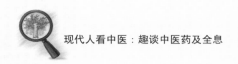

医叫什么病名，中医按照六经的病证和病状归类，都敢下手医治，而且有望治好，即是中医的神奇。

伤寒派重视阴阳。中医的伤寒派，曾经在中医界占据绝对的主导地位，现在也是主流学派。他们分析病证，以太阳、阳明、少阳、太阴、少阴、厥阴六经来归纳，以及暗示病邪传染的路径，旨在区分疾病的病性、病位和病势。病势按阴阳的三种状态划分就有了定量的含义，表明阴阳病气在体内的深浅程度。

伤寒派认为，除太阳证是表证，少阳证是半表半里的证外，病入其他经络，一律都是里证。当然，按阴阳区分六经，只是一种规律的总结和表达。此种表达，为伤寒派的辨证论治提供了理论依据。人体的内在经络并非真的具有阴、阳或正、负的物理属性，它们不过是气道而已。

中医的伤寒派通常是以药治病。伤寒派讲究按阴阳六经辨证，按六经配方。《伤寒论》的记载是经方不是手法。中医的针灸按摩等手法治疗主要参照老祖宗留下来的经络图，而非《伤寒论》。经络图遵循的原则，是"经过有效"及"就近有效"（即"就经原则"和"就近原则"），即该经脉在走向上经过的痛处、或附近的痛处、或与该经脉在理论上有相关的痛处，都可以通过该经脉的有效穴位进行医治。另外我们人体的穴位还有双向良性调节的作用。如天枢穴，便秘时，它可以通便，泄泻时，它可以止泻。

当然，伤寒派按阴阳分类，是中医的一种经典，但并非是中医的全部经典。其他经典也有讲脏腑辨证的。他们重视五行的生克和乘侮，不讲究阴阳辨证。在中医的基础理论上，五脏虽也有阴阳之分，但实

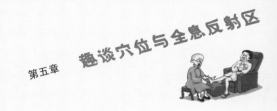

际上意义不大。许多人发现，中国的针灸经络图在翻译成英文时，只有五脏六腑、三焦及任、督二脉的名称，没有阴阳的区分和标注。似乎不分阴阳，同样也能治病。

的确，在汉代的伤寒派之后，中医又涌现出金元四大家以及明、清代的温病派等等主流医派。确实有其他医家常年不突出阴阳，只论脏腑和五行，就能把人治好的大量例证。脏腑辨证，卫气营血辨证本来就很少区分阴阳。所以，对于普通人了解中医，对于中医针灸师和按摩师实践中医，完全不必像伤寒派那样，费时费力地去计较经络阴阳的划分。普通人只要了解五脏六腑，了解些调理五脏六腑或头疼脑热的有效穴位就足够了。

4. 重要穴位

(1) 八总穴

作为非中医专业人士，若能掌握 361 个穴位当中的 30 个左右，就足以应对我们常见的突发疾病或不适。其中有 8 个穴位更为重要，也最为常用。中医称之为八总穴，值得每一个人熟记。故我们用图片说明。它们是足三里穴、委中穴、列缺穴、合谷穴、内关穴、三阴交穴、环跳穴以及阳陵泉穴。

为了便于记忆，我们在此抄录其歌诀，即"肚腹三里留，腰背委中求，头项寻列缺，面口合谷收。心胸取内关，小腹三阴谋，坐骨刺环跳，腿痛阳陵透。"

215

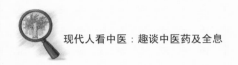
　　歌诀的最后一个字完全是为了凑押韵，便于背诵，没有动作上的实际意义。起先是四总穴，后来被人们扩充为八总穴。普通人若能熟练、准确地掌握八总穴，你便可以减缓 80% 的身体不适，应对许多突发事件。具体来说，肚脐眼以上部位的不适，如胃痛，按足三里穴；腰背不适，按委中穴；头与脖子不适，按列缺穴；脸和嘴，包括牙齿的不适，按合谷穴；心与胸的不适，如胸口痛，按内关穴；小腹，肚脐眼以下部位的不适，如女子的子宫，按三阴交穴；坐骨神经疼痛，按环跳穴；腿痛（其实还有胸肋痛），按阳陵泉穴。八总穴如同英语学习中的字母，必须掌握。

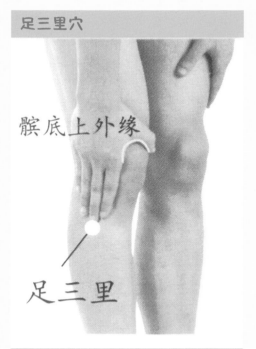

足三里穴

髌底上外缘

足三里

取法：外膝眼下 3 寸，胫骨脊旁开 1 横指

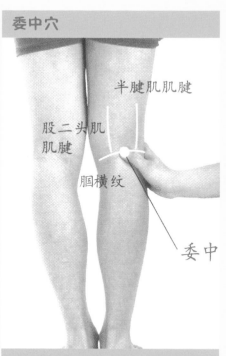

委中穴

半腱肌肌腱

股二头肌肌腱

腘横纹

委中

取法：膝盖后凹陷处，腘窝中点

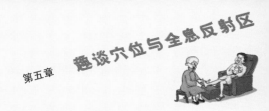

列缺穴

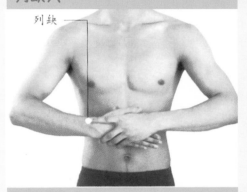

取法：两手虎口交叉，食指尖凹陷处

合谷穴

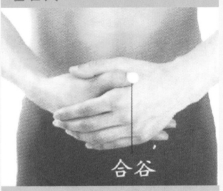

取法：一手拇指关节横纹放在另一手食指与拇指之间的指蹼缘上，拇指指尖下即为合谷穴。

内关穴

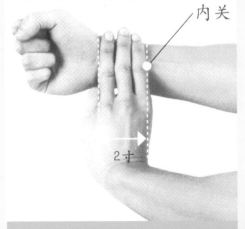

取法：腕横纹中点上2寸

三阴交穴

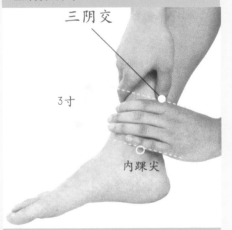

取法：内踝突出点向上3寸处（约四横指的长度）

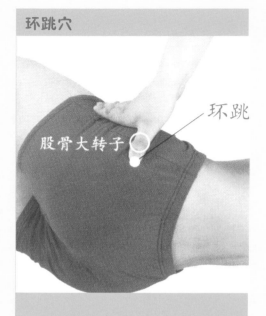

环跳穴

环跳

股骨大转子

取法：股骨大转子与骶管裂孔连线的外三分之一折点处，侧卧屈骨取穴。

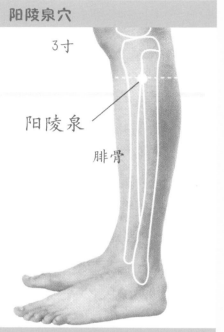

阳陵泉穴

3寸

阳陵泉

腓骨

取法：在小腿外侧，先找到腓骨小头，在腓骨小头前下方的凹陷处即为阳陵泉。

（以上穴位来自《百病取穴速查图册》 化学工业出版社 段学忠主编）

（2）五输穴

井、荥（与形同音）、输、经、合统称五输穴，在十二正经的每条经脉上都有五输穴。古人将五行观念注入于经络之中，认为每条正经的五输穴，都分别代表木、火、土、金、水这五种属性。他们善于比喻，将人体比作大地，将经络比作大地上的河流，并以井、荥、输、经、合来命名五输穴。井穴代表水的源头，多位于手足之端；荥穴代表迁

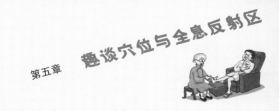

回的小水，像山溪细流，多位于手指或脚趾关节上；输穴取其灌注之义，像山泉的瀑布，倾泻而下，多位于腕踝关节部；经穴是主道，像宽广的江河，畅行无阻，多位于腕踝关节以上；合穴好比江河之水汇入大海，多位于肘膝关节附近。古人以井、荥、输、经、合来说明经气由四肢末端向心脏方向流注于肘膝关节，由微至盛，由浅入深，汇入脏腑的过程。《难经》上说："井主心下满，荥主身热，输主体重节痛，经主喘咳寒热，合主逆气而泄"。井主"心下满"，即指井穴可以治疗胃脘部痞满，郁闷之症。荥主"身热"，即指荥穴可以治疗"身热"、"上火"，如发热，咽喉肿痛。输主"体重节痛"，"体重节痛"是指浑身酸懒，身体倦怠，关节疼痛。经主"咳喘寒热"，"咳喘寒热"是指经穴可治疗咳喘之症，且无论是寒性、热性或阴虚发热的咳喘。合穴可以治疗打嗝或呃逆的病症。五输穴如同英语学习中的基础词汇，应当掌握。

(3) 原穴、下合穴、交会穴、八会穴

除了八总穴、五输穴外，原穴、下合穴也十分常用。在利用经络治病时，有句话很经典："脏有病取原穴，腑有病取下合"。原穴的原是本源，元气之意，原气导源于肾间动气，是人体生命活动的原动力。因此原穴在该条经络中的作用力最大。肝的原穴是太冲穴，心的原穴是神门穴，脾的原穴是太白穴，肺的原穴是太渊穴，肾的原穴是太溪穴。下合穴表示几条经络在人体下身会合的一个共同的穴位。胆下合于阳陵泉穴，小肠下合于下巨虚穴，胃下合于足三里穴，大肠下合于上巨

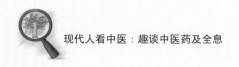

虚穴，膀胱下合于委中穴，三焦下合于委阳穴。下合穴及原穴如同英语学习中的扩充词汇，应当逐步掌握。

交会穴表示人体的几条经脉过同一个腧穴，其刺激的力度不亚于原穴和下合穴。下合穴与交会穴如同地铁的换乘站，四通八达，易走捷径。有余力的人也可以顺便记忆一下交会穴。

除此以外，中医的老祖宗把人体的脏、腑、气、血、筋、脉、骨、髓的精气聚会之处，称为八会穴。其中脏会章门穴，腑会中脘穴，气会膻中穴，血会膈腧穴，筋会阳陵泉穴，脉会太渊穴，骨会大杼穴，髓会悬钟穴。专门对针灸有兴趣的人，应当研究八会穴，可能会有额外收获。

5. 穴位疗法

(1) 取穴方法

中医取穴有四种常见的方法，即手指"同身寸法"与"骨度分寸法"，"体表标志法"与"简便取穴法"。中医的寸与中国古代度量的寸不同，前者随身高变化，因人而异，故取名"同身寸"。后者是固定的，可以折合成公制的米，即一尺三寸，三尺一米。不论哪种方法，其目的都是便于自己取穴。中医的"同身寸法"用手指衡量，鉴于每个人的身高不同，请用自己的手指度量自己。"体表标志法"分为固定标志法和活动标志法；固定标志法就是五官、毛发、乳头、肚脐以及骨节凸起和凹陷部作为取穴标志；活动标志法是对必须有相应的活动，才能出现的标志

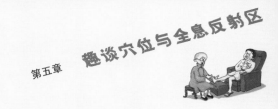

而言。"简便取穴法"是临床上常用的一种简便易行的取穴法。

穴位取得准不准，很容易判断。如按在穴上，人会有酸、麻、胀、窜的感觉。在针灸中，这种感觉叫"针感"、"气感"或"得气"。对于晕针、怕针的人完全可以采用定点、定位的按摩，或借助圆滑的小石棍或小木棍代替手指进行穴位按压，减少按摩者手指的损耗和疼痛。经络上的有些穴位很难找准，即使有经验的针灸师也不能保证每次都十拿九稳。因此中医强调把握经络的准确，即"宁失其穴，不失其经"。

(2) 推拿与按摩

中医推拿与按摩，是源于人类自发本能的古老手法，有几千年的历史。

推拿与按摩的英文翻译都是 massage，似乎没有分别。实际上推拿是指通过全身的肌肉放松，拨筋活络、疏通气道，"筋松骨自直"。推拿可医治肌肉痉挛，使堆积在肌肉或关节部的乳酸、尿酸等废料，尽早随尿液排出，促进血液循环和新陈代谢，达到身心放松的目的。而按摩则更多的是指通过对穴位、反射点或反射区的刺激，带动相关脏腑以及免疫系统、神经系统、内分泌系统的机能复位。

一般情况下，推拿与按摩是专业机构提供的一套手法调理中的两个方面，由他人完成。推拿按摩还是一种病人或懒人，为保证下肢血液循环畅通的被动运动。尽管如此，也不宜天天按摩。"过犹不及"，那样会使肌肉失去弹性，容易发生病变。

为了便于读者了解中医推拿按摩的总貌，我们将常用的各种专业

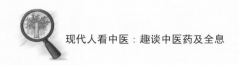

手法编成了歌诀，即"推抹摩擦，揉搓按压；振颤啄抖，点拨捏拿；叩击拍捻，摇滚梳掐；伸屈拔伸，扳撅弹法"。除了伸屈、拔伸和最后的法字，其中每一个字都代表一种手法。

家庭的推拿与按摩可以非常简单和业余。不必掌握专业手法。在家庭按摩中，一般常会用到的手法有：按法、压法、揉法、拿法、叩法、捏法等。一般来说，按用大拇指；压用握拳后食指的第二指关节；揉用掌心或大、小鱼际；拿用五个手指；叩用松握拳的小鱼际或合拢的四指；捏用大拇指和食指。建议在按摩时尽量用大关节，少用小关节，以免被伤害。即能用肘的，少用手。能用掌的，少用指。

有时人们只用手指按摩，会感到累或吃不上劲。于是中国的古人便发明了砭石疗法。砭石是按摩最好的助手，同时也是人类按摩经过石器时代的历史见证。最好的砭石来自山东的泗滨浮石。它的超声波与远红外特质，经过现代仪器的测量，的确优于其他石材。最早的针灸用的也是石针，后来才由骨针、陶针、青铜针、铁针、银针不断进化，直到今天的不锈钢针。借助不同形状的砭石来加压，不仅可以节省力气、增加力度，而且在帮助他人按摩时，可以避免病气传染上身。

按摩时应力度适当，每个按摩点可以按压30～50次或3～5分钟。可以压住不动，也可以顺时针或逆时针按压。或者如做眼睛保健操那样，数八个数为一节，正反交替，做4～8次，力度凭自我感觉。对于胃腹疼痛的患者，可以长按半个小时，直到疼痛缓解或功能恢复为止。。

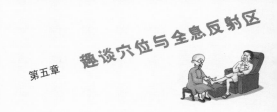

第二节　全息反射区

中医推拿按摩，除了依据经络学的理论外，还有全息反射学说的理论。

譬如，在人体的耳朵里，中医从来没有标出穴位；在脚掌上也只标出"涌泉"这一个中医穴位；在手掌心，中医可标出的穴位还多一些。在实践中，按摩医师或技师们对患者的耳朵、手掌及脚掌进行按摩和点穴，刺激的多数都不是人体经络穴位，而是人体的全息反射区。

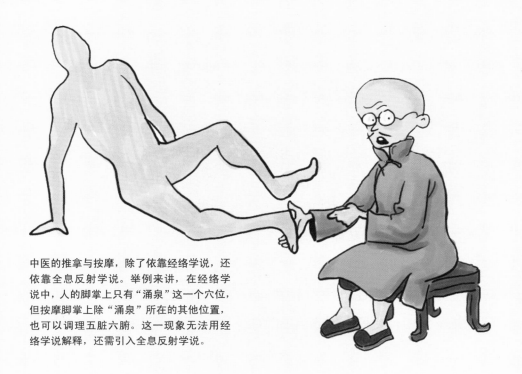

中医的推拿与按摩，除了依靠经络学说，还依靠全息反射学说。举例来讲，在经络学说中，人的脚掌上只有"涌泉"这一个穴位，但按摩脚掌上除"涌泉"所在的其他位置，也可以调理五脏六腑。这一现象无法用经络学说解释，还需引入全息反射学说。

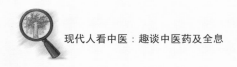

按摩师在国际上不分中西医。有趣的是，当代的耳疗、手疗和足疗，大都被划归在中医手法治疗的门下。其实它们与中医真的没有太多干系。

无论现有的西医解剖学，还是中医经络学，都无法在反射区与脏腑之间找到有意义的生物学链接。所以离开人体全息反射学，人们无法在物理上理解反射区与脏腑之间存在着某种信息传递的通道。因此有人认为，人体的全息反射系统，应当是人体解剖系统和经络系统之外的，第三个独立的生命信息传递系统。如果这个结论成立，那将是"世纪发现"。随着信息医学和全息医学的深入和普及，人体全息反射的学说，会被越来越多的人群所接受。

反射区治疗主要集中在手掌反射区、足部反射区和耳部反射区三大方面。对于疼痛肿胀，可以通过按摩相应反射区医治。

最明显的例子有，有人手脚抽筋，用力拉动所有手指或揉搓所有手指，疼痛便会立即得到舒缓。这是利用反射区治疗的部分效果。

究竟身体的四肢（包括耳朵）之间，以及它们与头部、与五脏六腑存在怎样的对应关系，目前仍然处于研究阶段。值得欣慰的是，目前除了对手的反射区的认识尚未统一外，人们对于耳部和足部的对应部位，就目前所能收集到的图册来看，标注都基本一致。而且从图形上看，反射区对应脏腑的位置，与人体解剖图的脏腑位置也基本一致。这样便于形成独立的体系，也便于人们联系着记忆。

从人体解剖学中我们得知，大脑从中央分成右脑与左脑两个半球。右脑控制身体左侧的肌肉，而左脑则控制身体右侧的肌肉。同样，反射区也存在交叉控制，颈部以上的部位与肢体是交叉对应的。譬如，若一个人右侧头痛，则按摩左手与左脚的头部反射区，效果要强于按摩右手与右脚的头部反射区，反之亦然。虽然科学尚无法证实交叉反射原理，但这却是反射区在实际使用过程中的经验之谈。

下面我们根据反射区所对应的部位，分别就手、足、耳的反射区做简单介绍。

手部反射区比较混乱，众说纷纭，莫衷一是。目前还没有如同耳部和足部那样，在全球形成统一的看法。

假定人的手掌就是一个人的全身。在中国主要有两种学派对其进行描述。一种学派是从上到下解读，他们认为：人的中指是头，食指与无名指是胳膊（也有是腿之说），拇指与小拇指是腿（也有是胳膊之说）。中指根下沿代表五官、喉咙，人的五脏六腑顺势在掌心展开，排列有规律。掌心的下沿至腕部是膀胱和生殖系统。

另外一种学派是从下到上解读，他们认为：掌心的下沿代表五官、喉咙，人的五脏六腑顺势展开，排列有规律。因此，两种学派在手掌上标注的脏腑位置肯定是相反的。但是他们都号称治病有效。日本的手部反射区有从上到下的说法，但是脏腑位置与中方的又不同，排列也没有规律。

总之，不论何门何派，不论反射区如何标注，手掌的全面按摩，会促进血液循环，带动五脏六腑反射区的全面响应，互相拉动，能形成正能量。但是由于人平时用手最多，敏感性差，按摩需用力。相比手部，足部和耳部由于平时很少触碰，敏感性强于手部，按摩时不需用力，便可起到调理的作用。

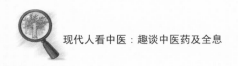

另外，必须声明的是，手掌反射区的诊断与治疗，与掌纹诊断没有相关性和可比性。鉴于手部反射区的脏腑对应位置，目前没有统一结论。公说公有理，婆说婆有理。以下我们只能汇集一些实践中行之有效的经验，供大家参考。

如果全息反射区域皮肤薄，建议按摩前涂抹润肤油以免损伤皮肤。

1. 手部反射区

（1）头部反射区

手上的头部反射区位于每一个手指，尤其是大拇指的指肚。具体位于大拇指第一个横纹到指尖，包括指肚两侧。中心高点即脑垂体，这个位置相当于脑部的中脑与间脑，人体

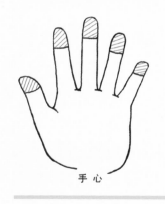

手反 - 头部

手上的头部反射区位于每一个手指，尤其是大拇指的指肚，从大拇指第一个横纹到指尖，包括指肚两侧，主治头部各个区域的疼痛。

手心

自主神经的较高级中枢。头部的疼痛，无论是前额痛、两侧痛、巅顶痛，还是后脑痛，人们都可以自己通过按摩此反射区进行治疗。

按摩的手法可以是点按或掐揉。建议找个圆头的按摩棒，或者笔、筷子等，用圆头部位在拇指肚上点按或者滚动按摩。实在没有工具，可找有棱角的桌边，让拇指肚在桌边来回移动，达到按摩效果。

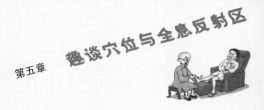

（2）胃部反射区

手上的胃部反射区位于手心大拇指与食指指根连接处，主治各种急慢性胃疼、胃胀。因饮食不当，出现腹胀或胃部疼痛时，取此反射区，可以起到缓痛甚至止痛

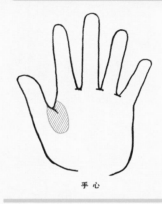

手心

手上的胃部反射区位于手心大拇指与食指指根连接处，主治各种急慢性胃疼、胃胀。

的效果。此外，通过对胃部反射区的掐按，病人会通过打嗝的方式舒缓腹胀。按摩的手法可以是掐、捏，或用圆头的笔、筷子等按压。按摩 3～5 分钟，症状便可缓解。待急症解除后，还需持续按摩三天到一周，以巩固效果。

（3）喉咙反射区

手部的扁桃腺、声带喉头反射区位于手背大拇指掌骨外侧靠指尖方向二分之一处，且与合谷穴相连。不论是因感冒引起的咽喉肿痛还是嗓子沙哑、扁桃体

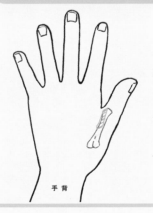

手背

手部的扁桃腺、声带喉头反射区位于手背大拇指掌骨外侧靠指尖方向二分之一处，主治嗓子沙哑、扁桃体化脓、咽喉肿痛等与喉咙相关的疾病。

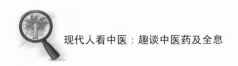

化脓都可以通过按摩此反射区治疗。因合谷穴是八总穴之一，有"面口合谷收"一说，故在按摩反射区的同时，配合合谷穴，效果会更好。

按摩的手法可以是点按或拨按。找到痛点，轻轻按揉，直到嗓子的疼痛消失。按摩时，最好涂点润肤油，以免伤到皮下软组织。按摩后，可用温水泡手，缓解手部疼痛。

（4）牙齿反射区

手部的牙齿反射区位于手背五指第一指节处。

牙疼多源于胃热或大肠热，加上外在风邪的刺激，或源于肾虚、龋齿、过度疲劳、睡眠质量欠佳等。

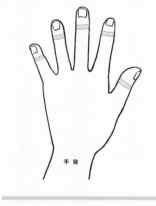

手反 - 牙齿

手背

手部的牙齿反射区位于手背五指第一横纹处，主治牙疼。

俗话说"牙疼不是病，疼起来真要命。"若是上牙疼，请按摩手背拇指与末节关节横纹远心侧的块状区域。若是下牙疼，请按摩手背拇指与末节关节横纹近心侧的块状区域。如果配合合谷穴，止痛效果会更好，对改善牙周炎及洗牙后的牙齿不适效果明显。

此外，若是因龋齿、牙龈炎等牙齿本身的问题产生的牙痛，请一定找牙医治疗。

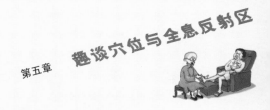

(5) 腰痛点

急性腰扭伤常见于体力劳动者，或从事体育运动的人群及现代不常运动的人。腰扭伤多因腰部突然受到闪挫，或搬运重物时负荷过大、过度用力所致。也有可能是直接跌倒时，

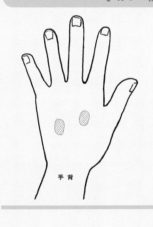

手反 - 腰痛点

手部的腰痛点反射区位于手背，位置见图，主治急性腰扭伤。

腰部受到猛烈的撞击。在一定的动作下忽然变动动作，因用力不当造成急性腰扭伤，腰肌受到损伤。手法从指尖向手腕部方向推揉。

(6) 万能反射区

手上的第二掌骨内侧分布着穴位群。手背与食指连接的掌骨为第二掌骨，从手指头到手腕方向依次分布着头、心、肺、肝、胃、十二指肠、肾、下肢、足。上段可辅

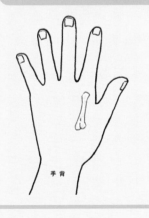

手反 - 万能

手部的万能反射区位于手背第二掌骨内侧。上端主治感冒、类风湿，中间靠下端主治痛经，下端主治糖尿病、脾胃病，是日常保健的好区域。

助治疗感冒、类风湿，下段可辅助治疗糖尿病、脾胃病，中间靠下治

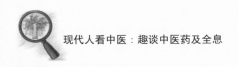
疗痛经有奇效。针对日常保健，按摩此全息区最好，它包括了五脏六腑，符合中医的整体观。手法上应从手指尖向手腕推，循环往复。

(7) 下肢反射区

手上的下肢肢体反射区位于食指与无名指上。

指根部开始的第一指段为大腿，中间指段为小腿，指尖方向的末端指段为脚。第一指段与第二指段之间

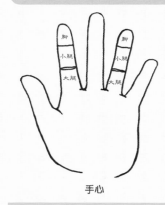

手反－下肢

手心

手上的人体下肢反射区位于食指与无名指上，指根部开始的第一指段为大腿，中间指段为小腿，指尖方向的末端指段为脚，这里主要用于腿部抽筋的治疗。

的指节为膝盖，第二指段与末端指段之间的指节为踝。

按摩手法是捏揉、夹拉。当腿抽筋时，建议患者或身旁的人用大拇指与食指捏揉、夹拉患者抽筋腿同侧的食指与无名指。从手指的指根部向指尖方向捏揉、夹拉能迅速缓解腿部的抽筋。

如果是腿关节疼痛，人们可以经常揉搓各手指关节。手与腿的关节存在对应反射，一般腿关节疼痛，其中有一对或两对手指关节，也会出现疼痛。

2. 足部反射区

足疗对于无法进食和无法
服药的危重病人，是一棵救命
稻草。足疗对人体没有伤害，
只有好处。足部反射区的面积
较手部与耳部反射区大，容易
操作，而且已经形成了全球较
统一的按摩规范。因此足部按
摩已成为一门独立的职业。

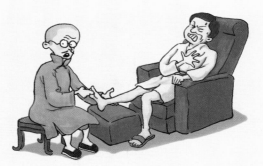

足底有人体最大的全息区，特别适合按摩。足部按摩
已成为一门独立的职业。上帝让人站起来行走，也是
让人在行走中自我"足疗"。

上帝叫人类直立行走，其
实就是在不自觉地进行全面的足底按摩。有的制鞋厂家，还按照足底
反射区研制了专门的鞋底，配合行走按摩。

足部反射区经足底按摩之父，瑞士人吴若石 (Josef Eugster) 的总结，
在全球发扬光大的。

早在 1917 年，美国医生菲兹杰洛（Dr. W. Fitzgerald）受到中国和
印度等民族穴位疗法的启发，在自己的医疗实践中，总结出一套人类
足底与身体所有脏器相对应的反射区带。之后经德国、瑞士等国家和
地区的专家学者丰富及完善，最终形成了目前通行的"足部生物全息
对应图"。中国的郑英吉、邢毅军等人也对足疗的推广和规范做出了
贡献。

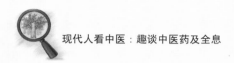

（1）头部反射区

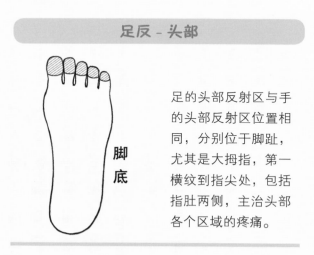

足反 - 头部

脚底

足的头部反射区与手的头部反射区位置相同，分别位于脚趾，尤其是大拇指，第一横纹到指尖处，包括指肚两侧，主治头部各个区域的疼痛。

足的头部反射区与手的头部反射区位置相同，分别位于脚趾第一横纹到指尖处，包括指肚两侧。治症也相同。

（2）胸部反射区

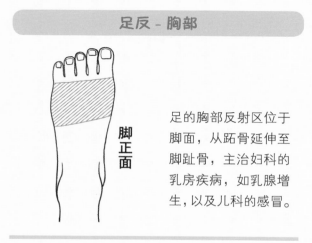

足反 - 胸部

脚正面

足的胸部反射区位于脚面，从跖骨延伸至脚趾骨，主治妇科的乳房疾病，如乳腺增生，以及儿科的感冒。

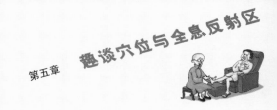

胸部反射区位于脚面，从跖骨延伸至脚趾骨，包含胸管淋巴、右淋巴管、内耳迷路、腋下淋巴，主治妇科的乳房疾病，如乳腺增生，儿科的感冒也可在此治疗。对于 10 岁以下的儿童，肺的功能很弱，按摩此反射区可以刺激胸腺肽的分泌，增强肌体免疫力，减少肺的负担，降低儿童患上感冒的几率。感冒时，也可按摩此反射区以帮助恢复。

按摩时可用右脚的脚跟推按左脚的胸部反射区，从跖骨中间向脚趾头方向按摩，然后换左脚推按右脚，按到微微发红即可。

(3) 踝部反射区

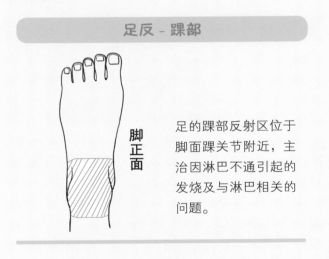

足反 - 踝部

脚正面

足的踝部反射区位于脚面踝关节附近，主治因淋巴不通引起的发烧及与淋巴相关的问题。

足踝部反射区位于脚面踝关节附近。此区域主治因淋巴不通引起的发烧及与淋巴相关的问题。具体来说，内踝附近是内侧骨盆淋巴，外踝附近是外侧骨盆淋巴，脚腕部、脚背面内侧附近是鼠蹊淋巴、腹部淋巴；外侧是躯干淋巴。按摩手法很简单，转动脚腕便能达到按摩

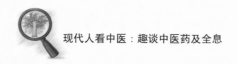

疏通的效果，是非常好用的日常保健区域。

（4）万能反射区

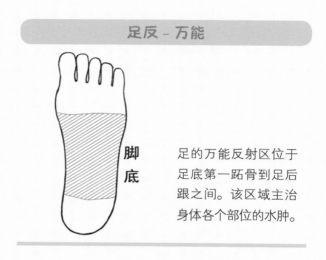

足反 - 万能

脚底

足的万能反射区位于足底第一跖骨到足后跟之间。该区域主治身体各个部位的水肿。

与手相对，足也存在万能反射区，它位于足底第一跖骨到足后跟之间。

说它万能，感觉有点夸大，但确是治疗及保健常用的地方。它包括了肝、胆、心、小肠、脾、胃、胰腺、大肠、肾、膀胱。可以说，除了肺，五脏六腑全部涵盖其中。但肺与大肠相表里，且这里的大肠区块面积很大。因此，可将这里看做人体的一个大全息。

说它万能，也颇有几分道理。该反射区主治身体各个部位的水肿。无论是因炎症、外伤还是其他原因引起的水肿，在这里进行长时间的按摩都可以止痛、消肿。此外，针对不名原因的昏迷，按摩这里也非常有效，病情严重时可由他人辅助按摩。如在等待急救车的时间里，按摩者需对患者的双脚各做 15 ～ 30 分钟的按摩，且力度不要太大。日常保健时，可找个结实的椅子坐好，以免伤到腰部。然后，将左脚的外踝搭在右腿上，先对左足底进行按摩。按摩时要心平气和，力度要均匀且有力、时间以 15 分钟为宜，之后更换右脚。当然，如力度不够，也可借助按摩棒、圆头的笔或结实一点的筷子。按摩后要喝一杯温开水，增加体内的代谢，给邪以去处。

(5) 生殖反射区

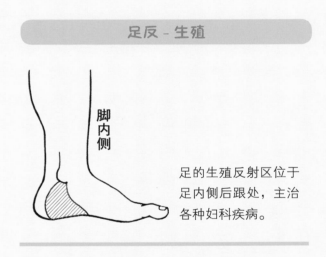

足反 - 生殖

脚内侧

足的生殖反射区位于足内侧后跟处，主治各种妇科疾病。

生殖反射区位于足内侧后跟处，包括阴道、尿道、阴茎及子宫，是妇科常用的反射区。

按摩时可用右脚的脚跟推按左脚的反射区，从内踝关节向足底方向按摩，然后换左脚。女性朋友可以通过按摩此反射区悄悄地、方便地、轻松地解决难言之隐。

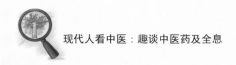

3. 耳部反射区

耳廓就像一个头朝下、臀朝上倒着蜷缩在子宫里的胎儿。耳部反射区与人体的各个器官相对应，人体的五脏六腑、五官七窍甚至更小的部分在耳廓上都有分布，通过按摩、贴压等方法对耳部反射区进行刺激，也可以收到很好的治疗效果。

耳是人体的听觉器官。正常的听觉功能与肝心脾肺肾五脏都有关，特别与肾脏更有关联。"肾开窍于耳"。肾的脏象，外表于耳。耳朵同时也是一个完整的全息胚，可以进行单独的耳针或耳部按摩治疗。耳诊和儿科通常被认为是中、西医结合的典范。在中国看儿科，西医大夫也时常会辅以中药。另外，相传中国古代大户人家的小姐，大门不出二门不迈。每日清晨起床后按摩耳朵，把耳朵搓到胀热。她们凭借这种对耳部全面按摩的方法强肾养生，保持年轻貌美。现代也有人天天搓耳保健，亦得益于此法。

除了看不见的耳全息通道，耳朵上分布有看得见的神经、血管和淋巴管等，它们与人体的脏腑相连。因此对耳部的按摩，是一种全息全影的按摩。个人操作起来，比起手部和足部的按摩，更加简洁方便。每天坚持按摩，可以通经活络，并可以通过全息反射，达到调理脏腑、激发精气的保健治疗作用。

由于耳朵的面积要比手与足小的多，因此一个耳全息反射区经常针对身体多个部位。为了便于读者记忆，我们把耳全息归类为"头面、三窝、上肢、脊椎与下肢"，并分别作介绍。

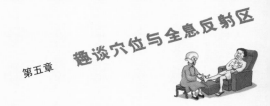

（1）头面部反射区

头面部反射区位于人的耳垂处，从下向上依次为咽喉区、眼区、内耳区、下颌区、舌区、牙区、枕区、颞区与额区。这里治疗牙疼有奇效。右侧的牙疼可先在右耳垂找到痛点，然后

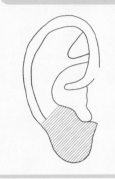

耳反－头面部

耳的头面部反射区位于人的耳垂处，主治牙疼、落枕。该区域还可用来诊断冠心病。患有冠心病的人在这里常可见到一条明显的斜形皱痕，即"冠心病沟"。

掐住痛点，牙疼能马上缓解，反之亦然。有人把此法比成开关，掐住痛点马上止痛，有如打开开关那么快。除了缓解牙疼，按摩这一区域还可以缓解因醉酒引起的头痛，方法是在女孩子打耳洞的位置找到痛点后掐捏。此外，这里还是治疗儿童假性近视的一个反射点。还有，现代人因颈椎问题造成落枕的情况经常出现，去医院觉得麻烦，不治疗又很痛苦，通常2~3天才能缓解。如果，有落枕情况发生时，在落枕同侧耳朵的头面部反射区靠耳尖、靠外耳屏的枕区会找到痛点，轻轻地、反复地捏按枕区，顺便把与枕区相连的颈椎一并捏按，那落枕的情况能马上缓解。

除了治病，这里还可用于诊断冠心病。患有冠心病的人在这里常可见到一条明显的斜形皱痕，即"冠心病沟"。原因是耳垂对血管缺血现象很敏感，一旦冠状动脉硬化引发冠心病时，耳垂组织就会发生缺血现象，并发生一定程度的萎缩变化。据统计，依此法辨别冠心病的准确率可达90%。

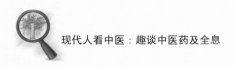
（2）心肺反射区（三窝之一）

与外耳道相连的下耳窝处为心肺反射区。此区域的中心就是心脏的反射区，可以用来诊断。心脏不好的人，这里一般比较凹陷、发白、有黑点或脱屑。发生心肌缺血、

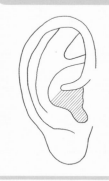

耳反 - 心·肺

耳的心肺反射区位于与外耳道相连的下耳窝处。该区域可以诊断并治疗心脏病和肺病。

心绞痛时，通过点按这一区域，可以帮助患者缓解症状，度过危险期。

此外，患有肺部疾病的患者，可以通过点按这一区域或在这一区域贴耳豆，以起到治疗及修复的作用。

（3）腹部反射区（三窝之一）

上耳窝处从下向上依次为胃区、脾区、肝区、胆区、胰区、肾区、小肠区、大肠区、膀胱区。由于器官均位于人体腹部，我们称之为腹部反射区。若出现食积、便秘、腹泻，都

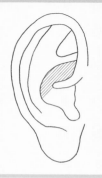

耳反 - 腹部

耳的腹部反射区位于上耳窝处，主治食积、便秘、腹泻等与腹部相关疾病。

可在该反射区找到痛点。急性病症在痛点处点按 2~3 分钟就会有明显的效果。患有慢性病的人经常按摩这里会起到很好的辅助疗效。

(4) 生殖反射区（三窝之一）

该区域是内生殖反射区。不论是妇科炎症、子宫问题，还是男性前列腺问题，按摩这里都可起到治疗的效果。此外，这里还有一个让人睡觉的神门。入睡慢或有睡眠障碍的人不妨睡

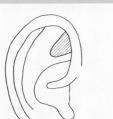

耳反 - 生殖

耳的内生殖反射区位于最小的耳窝处，该区域主治妇科的炎症、子宫问题，以及男性的前列腺问题。

前按按这里。体内钾低的人不建议使用此位置，按后会让人更没精神。

(5) 脊椎与下肢反射区

对耳轮从下向上依次为颈椎区、胸椎区、腰椎区及下肢反射区。现代人，尤其是青少年，常常长时间使用电脑，因此颈椎、胸椎、腰椎都有或多或少的错位。

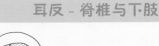

耳反 - 脊椎与下肢

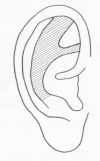

耳的脊椎与下肢反射区位于耳轮处，主治颈椎、胸椎、腰椎以及下肢问题。

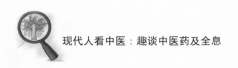
经常按摩此区域，可以增加气血流动，缓解与椎体有关的病症，并对青少年的成长有一定的帮助。

（6）上肢反射区

耳轮与对耳轮之间凹陷的部位为上肢肩、肘、腕、指的反射区。按摩这里可以缓解因颈椎或运动不够等原因造成的肩胛紧张与酸痛。此外，因肘、腕、指的外伤所引起的疼痛，按摩这一区域也可得到缓解。

耳反 - 上肢

耳的上肢反射区位于耳轮与对耳轮之间的凹陷部位，主治因颈椎或运动不够等原因造成的肩胛紧张与酸痛，以及因肘、腕、指的外伤所引起的疼痛。

（7）降压沟

耳背处有一条深沟是降压沟。按摩该反射区可以降血压，治疗胃痉挛，且对全身均有保健作用。

耳反 - 降压沟

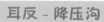

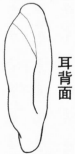

耳背面

降压沟位于耳背处，主治高血压、胃痉挛。

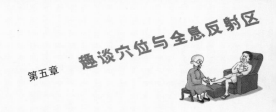

　　综上所述，不管是身体哪个部位出现问题，但凡通过耳反射区治疗疾病，笔者都建议先按摩耳的头面部反射区。遵循先调理大脑神经，刺激大脑，打开大脑中枢，调动大脑中枢协调性，再按摩患病部位所对应的反射区的原则，以起到更好的治疗效果。另外，左右耳都要按摩。

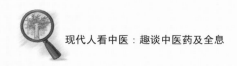

第三节 其他家庭常用调理方法

1. 胶布疗法

近年来国内流行且行之有效的"循经取穴胶布疗法"，其实是穴位按摩的一种变形。它的具体做法是把价格低廉的伤湿止痛膏胶布，剪成大拇指指甲盖大小的小块，贴在我们按摩或针灸的常用穴位上，以此来代替按摩或针灸，起到减轻痛苦，治疗疾病的作用。晚上入睡前把胶布贴好，睡个觉就把问题解决了。

贴胶布的时间一般为 5～8 个小时。此种方法无毒无痛，操作简便，成本低廉，是中国老一代领导人陈云的夫人，于若木女士[1]总结出来的，非常实用。

例如，对于心脏不适的患者或有睡眠障碍的人，可以尝试在内关穴贴胶布。对于感冒的患者，可以尝试在太阳穴、迎香穴、内关穴、合谷穴贴胶布，都可以起到不错的效果。一般感冒连续贴三个晚上即可，慢性病治疗一般贴 3～5 个晚上，停 2 天，皮肤不过敏的情况下再贴三个晚上即可。

禁忌：皮肤对胶布过敏的人、或皮肤有破损的区域不建议使用，一旦因为贴胶布出现过敏情况，建议在过敏处涂抹一点芝麻香油即可得到消炎止痒的疗效。

注 [1] 详见《循经取穴胶布疗法》 中国社会出版社 2005 年 4 月出版 于若木著

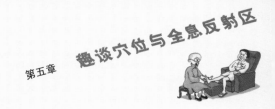

2. 盐包疗法

盐包又称温经包，由海盐（大粒的腌制盐）和花椒组成。

中医认为咸入肾，有温补之功。利用盐的渗透作用，可深入人体皮肤内部，消除疲劳，恢复体力。花椒又名蜀椒，有温中散寒、行气的作用，伤寒方剂乌梅丸中就用到了花椒。现代医学研究表明，花椒中的挥发精油可提高体内巨噬细胞的吞噬活性，进而可增强机体的免疫能力。因此，将加热后的盐包敷在人体皮肤表面的穴位或反射区，可以借其热力，通过经络的传导，达到温通经脉、舒筋活络、消肿止痛、扶正祛邪的作用，是一种对机体毫无损伤且具有独特保健功能的中医外治法。

盐包的制作方法很简单。准备好一条 30 厘米 ×60 厘米的毛巾，分三等份，对折剪成 15 厘米 ×20 厘米的大小放入 500~600 克海盐，15 克左右（一小把）花椒，缝合好即是。

使用时，将其在微波炉中加热 1 分半钟，取出后即可使用。应注意，若温度过高，应垫上毛巾，防止皮肤烫伤。热敷后，要喝一杯温开水，避免上火，且给邪以出路。此外，盐包可反复加热使用。

盐包的作用很广，既可用于治疗疾病，又可用于日常保健。例如，当患风寒感冒时，可以在患者的大椎穴、小腹及两足底各放一个盐包。对于风湿性关节炎，可以在肘关节、膝关节各放一个盐包。日常保健时，中年女性可以在小腹以及两腿的三阴交穴各放一个盐包，对于宫寒的女性尤其有好处。对中年男性而言，在小腹及两腿的足三里穴各放一个盐包是不错的选择。

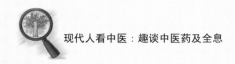

3. 艾灸疗法

艾草本性属阳，遇火点燃后，两阳相合，可以温经通络，行气活血，祛湿散寒，回阳救逆。将艾条一端点燃，让燃端靠近皮肤穴位，距皮肤 3 ～ 4 厘米，保持不动。灸时，温热感会使皮肤发红却不灼痛，局部、远端部位还会有酸、麻等舒服感觉。每次选取 3 ～ 5 个穴位，每个穴位灸 5 ～ 10 分钟。穴位不宜过多，时间不宜过长，以免产生疲劳感。针对日常保健，建议选择足三里穴，三阴交穴，关元穴以及太冲穴。

4. 刮痧疗法

刮痧疗法古称"砭法"，是中医 6 大治疗技法，即砭、针、灸、药、按跷、导引之首，可见其地位之重要，应用之频繁。刮痧自古就被老百姓广为应用。早在唐代，人们就开始使用刮痧来治疗疾病。至元、明时期，刮痧已在民间广为流传。现代人更是将刮痧广泛用于防病治病、养颜美容等多个领域。刮痧可以调动人体皮毛肉筋骨的活力，激发肌体自身的抗病能力和调节能力。

刮痧时，可隔着一层衣服刮或直接在皮肤上刮。若隔着衣服，刮到皮肤微红即可。若直接接触皮肤，需在其表面涂上油性介质，以免把皮肤刮破，造成不必要的感染。介质可选芝麻香油、花生油、润肤油或刮痧油，不建议使用红花油一类产品。刮到皮下出血凝结成像米粒样的红点为止。

顺经刮为补，动作要轻而缓慢。逆经刮为泻，动作要略微重而快。可循经刮也可根据全息区进行刮痧。刮后需喝一杯温开水，帮助代谢。

附 录

i 疾病索引

1. 头痛

头痛分许多种，若以经络来划分，可分为前额痛（阳明胃经）、两侧痛（少阳胆经）、巅顶痛（厥阴肝经与太阳膀胱经）以及后脑痛（太阳膀胱经）。治疗上，除在痛点附近取穴外，还需循经取穴。但因颅内出血或颅内肿瘤所引起的头痛，患者需及时就医。下面，我们就上述各种头痛，分别给出治疗方法。

（1）前额痛

人的前额有许多穴位。前额痛可以按摩内眼角处膀胱经上的睛明穴、胃经上的头维穴，经外奇穴印堂穴、太阳穴。此外，因鼻炎引起的头痛也可按摩大肠经上的迎香穴。用药上，建议服用中成药：都梁丸或藿胆丸。

睛明穴

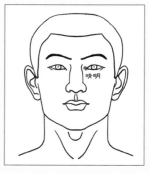

取法：内眼角上方紧贴眼球处

头维穴

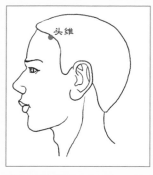

取法：额角发际上 0.5 寸

印堂穴

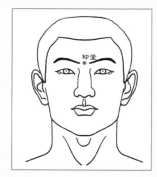

取法：两眉之间

太阳穴

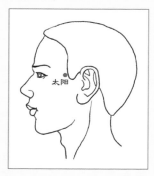

取法：外眼角与眉头连线交点
后 1 寸

迎香穴

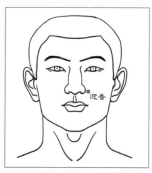

取法：鼻旁 0.5 寸

（2）两侧痛

人的两侧属少阳区块，因此当头的两侧痛时，可以按摩手少阳三焦经的丝竹空穴、足少阳胆经风池穴以及位于少阳区块的经外奇穴太阳穴。用药上，建议服用中成药：小柴胡颗粒（两袋一起冲）。

丝竹空穴

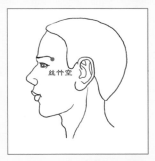

取法：眉毛外侧凹陷处

风池穴

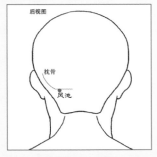

取法：颈部枕骨下方凹陷处

太阳穴

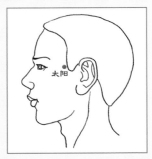

取法：外眼角与眉头连线交点
后1寸

(3) 巅顶痛

人的督脉出于会阴，上至巅顶。因此，巅顶痛可以按摩督脉上的百会穴，并按摩位于百会穴上下左右各1寸的经外奇穴四神聪穴，以增强百会穴的按摩效果。此外，人的肝经虽止于肋间的期门穴，但向上络至巅顶。因此，巅顶痛也可以通过按摩肝经的太冲穴得以缓解。用药上，建议服用中成药：脑力清片。

百会穴

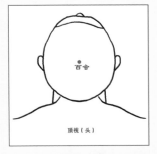

取法：耳尖连线中点

四神聪穴

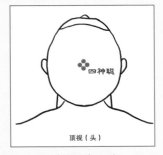

取法：百会四周各1寸

太冲穴

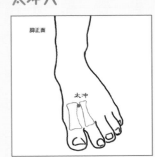

取法：足背第一二跖骨间凹陷处

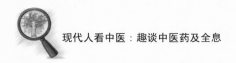
（4）后脑痛

人的督脉以及膀胱经行走于后脑。后脑的痛可以按摩督脉上的百会穴、大椎穴以及胆经上的风池穴。此外，在八总穴中，有"头项寻列缺"一说，即头部和脖子的问题可以通过列缺穴治疗。因此后脑连带脖子痛也可以按摩列缺穴。按摩后，若疼痛不能得到缓解，可以尝试沿着背部膀胱经和督脉的走向刮痧或拔罐。用药上，建议服用中成药：九味羌活丸。

百会穴

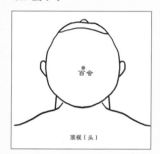

取法：耳尖连线中点

风池穴

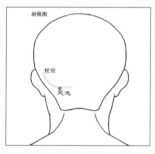

取法：颈部枕骨下方凹陷处

列缺穴

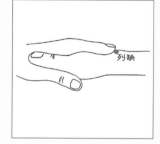

取法：两手虎口交叉，食指端凹陷处

大椎穴

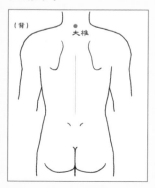

取法：第七颈椎棘突下

膀胱经

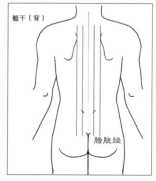

取法：见图

督脉

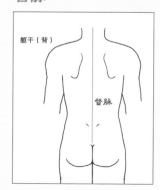

取法：见图

此外，手的大拇指以及足的大拇趾都是头部的反射区，无论任何部位的头痛，都可以按摩手反 - 头部以及足反 - 头部。

手反 – 头部　　　　　　　　　　　**足反 – 头部**

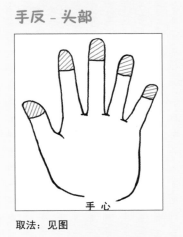

取法：见图　　　　　　　　　　　取法：见图

相关链接 – 详细辨证：P202；刮痧：P244

2. 感冒

感冒为万病之源，应当引起重视。许多严重疾病都是因未能及时、正确地治疗感冒，导致邪气入里所致。

中医将感冒分成四种类型，即风寒感冒、风热感冒、暑湿感冒与时疫感冒（流感）。

我们依次对其辨证，并给出用药的大原则以及建议用药。

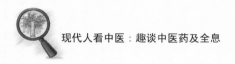

（1）风寒感冒

风寒感冒的主要特征见于打喷嚏、怕冷、流清鼻。针对风寒感冒，要用辛温解表、宣肺散寒的药。建议服用中成药：感冒清热颗粒或感冒软胶囊或荆防败毒散。

（2）风热感冒

风热感冒的主要特征见于病人感觉到肺热、口渴，咳嗽时嘴里似有血腥味，嗓子痛，吐浓痰。针对风热感冒，要用辛凉解表、宣肺清热的药。建议服用中成药：板蓝根或银翘散或桑菊饮或双黄连口服液。

（3）暑湿感冒

暑湿感冒的主要特征见于身热但不发高烧，头重如裹且兼有脾湿症状，如懒言少语，乏力，部分患者有咳嗽症状。针对暑湿感冒，要用清暑解表、祛湿清热的药。建议服用中成药：保济丸或藿香正气水。

（4）时疫感冒

时疫感冒的主要特征见于发病初期即发高烧，同时兼具所有感冒的其他特征，如咳嗽、流鼻涕、头痛等。针对时疫感冒，要用清热解毒的药。建议服用中成药：感冒退热颗粒、板蓝根或清开灵。

此外，针对上述任何一种类型的感冒，患者都可以采取贴胶布的方式，分别在大肠经上的迎香穴、肺经上的列缺穴与太阳穴以及经外奇穴印堂穴上贴胶布。若感冒时嗓子不适，还可以按摩手的喉咙反射区，即手反 - 喉咙，以缓解症状。

除按摩与贴胶布外，若能在人体背部的膀胱经上刮痧或拔罐，治疗效果会更好。

迎香穴

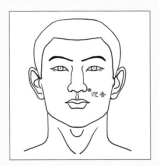

取法：鼻旁 0.5 寸

列缺穴

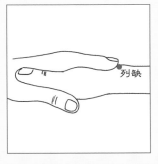

取法：两手虎口交叉，食指端凹陷处

太阳穴

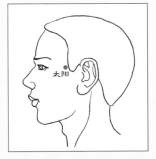

取法：外眼角与眉头连线交点后 1 寸

印堂穴

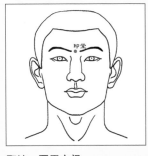

取法：两眉之间

手反 - 喉咙

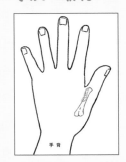

取法：见图

相关链接 – 详细辨证：P182；贴胶布：P242；刮痧：P244

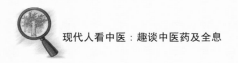
3. 失眠

中医认为，失眠多因痰热内扰、心肾不交、心脾两虚、肝郁血虚、阳不入阴所造成。失眠时，可以按摩经外奇穴失眠点，心经上的神门穴、督脉上的百会穴。此外，建议在神门穴与心包经的内关穴上贴胶布，据反映，效果良好。用药上，建议服用中成药：天王补心丸或柏子养心丸。

失眠点

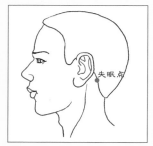

取法：翳风穴与风池穴连线中点

神门穴

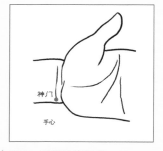

取法：腕横纹桡侧处

百会穴

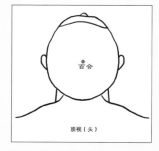

取法：耳尖连线中点

内关穴

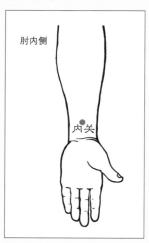

取法：腕横纹中点上 2 寸

相关链接 – 贴胶布：**P242**

4. 上火

中医描写上火的症状通常有：发烧、头痛、目赤、喜冷饮、烦躁、大便秘结、小便黄少、舌红苔黄等。

老百姓耳熟能详的刮痧与拔罐是将"火"排出体外的好办法。具体位置应选择人体背部发际下至肩胛骨下缘区域。此外，在人体肩颈区域，督脉上的大椎穴刺络放血，也是治疗上火快速且行之有效的方法。

刮痧区域

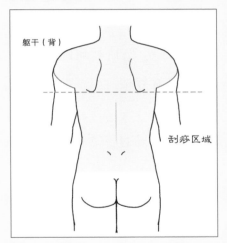

取法：见图

大椎穴

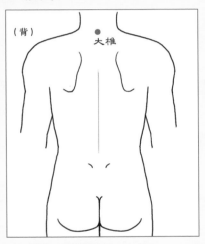

取法：第七颈椎棘突下

若吃药，则要分清虚实。一般由外部原因，如气候引起，或过食补药，过食辛辣食品等引起的火，中医认为是实火。对于实火，要服用清热解毒、泻火败火的药，既要扬汤止沸，又要釜底抽薪，建议服用中成药：牛黄上清丸或牛黄解毒丸。

若非因外部原因引起，则可认定为虚火。虚火多由内生原因引起，

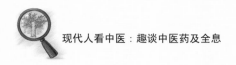

且常伴随着肾虚的症状，如腰膝酸软、潮热盗汗等。对于虚火要滋阴降火、生津养血。建议服用中成药：杞菊地黄丸或知柏地黄丸。若是心火盛，则会出现口舌生疮、牙龈疼痛的症状，可用莲子心煮水，代茶饮。

相关链接－刮痧：P244

5. 咳嗽、痰

咳嗽分许多种。五季有五邪，五邪伤五脏，五脏皆可咳。五脏咳嗽的声音不同，症状各有不同，用药也不同，非常复杂。治疗咳嗽的水平，可以彰显出一位中医大夫的水平。在此我们仅列举一二，若服药后症状没有缓解，一定要找中医大夫专门辨证。最常见的咳嗽有以下几种。

阴虚咳嗽：阴虚咳嗽的主要特征见于干咳少痰或痰中带血。建议服用中成药：养阴清肺丸。

风寒咳嗽：风寒咳嗽的主要特征见于鼻流清涕，口不渴。建议服用中成药：通宣理肺丸。

风热咳嗽：风热咳嗽的主要特征见于咳嗽有痰，痰黄稠且有异味。建议服用中成药：止咳橘红丸、羚羊清肺丸或川贝枇杷膏。

除此之外，我们也建议患者在以下几个穴位上贴胶布，即任脉上的天突穴、肺经上的鱼际穴、肾经上的涌泉穴以及心包经上的内关穴。

天突穴

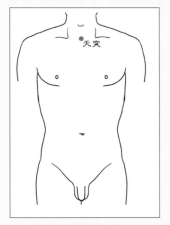

取法：胸骨上窝中央

内关穴

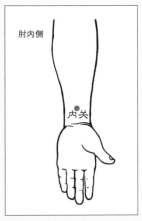

取法：腕横纹中点上 2 寸

鱼际穴

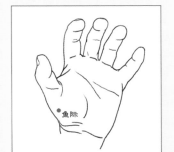

取法：第一掌骨桡侧中点赤白肉
际处

涌泉穴

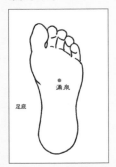

取法：足底人字纹头
下方凹陷处

　　民间也有人通过喝酸奶治疗咳嗽，对于真菌性感染造成的咳嗽据说效果还不错，一天 2 ～ 3 小杯，按吃药的时间定时吃。

相关链接 - 贴胶布：P242

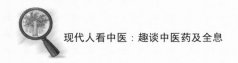

6. 腹痛、腹泻

中医对于腹泻，也有虚实之分。虚证是体内阴阳失衡造成的。

实证是由于季节性的外邪，如寒湿和暑湿，以及西医讲的肠炎、痢疾、肠结核等各种细菌或病毒造成的。

虚证的腹泻见于腹痛、腹冷、腹痛时喜欢按压和敷暖水袋，拉出的大便不成形、清稀且有不消化物，久泻久痢。此类腹泻是脾胃虚寒的典型表现。治疗上，建议服用中成药：补中益气丸或人参健脾丸或参苓白术散或附子理中丸。

还有一种不常见，但属于虚证的腹泻，即患者总在凌晨5点左右，跑厕所拉稀，并非一天总拉。这种腹泻不属于脾胃虚寒，而属于肾阳虚，或者说是脾肾阳虚，俗称"五更泻"。针对此种腹泻，建议服用中成药：四神丸或金匮肾气丸。

实证的腹泻见于腹泻加湿。最明显的特征是，大便容易粘在坐便器上，不易冲掉。此种病人会出现舌胖，舌两侧有齿痕等湿的迹象。用药上，建议服用中成药：香连片或双黄消炎片。

还有一类腹泻与虚实无关，纯粹是心理压力或情绪紧张造成的腹泻。遇到某种场景，立即就会腹痛泄泻。西医称其为胃肠神经官能症。治疗此类疾病，主要依靠心理疗法。

如果通过按摩治疗腹痛、腹泻，那么胃经上的足三里穴与天枢穴是调节肠胃不适的重要穴位。天枢穴还是大肠经的募穴。此外，按摩或艾灸任脉上的中脘穴，即胃经的募穴，也可以起到缓解腹痛与腹泻的作用。

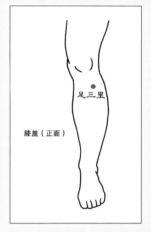

足三里穴

取法：外膝眼下 3 寸，胫骨
脊旁开 1 横指

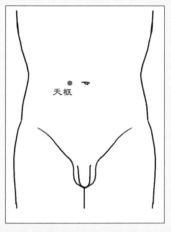

天枢穴

取法：：肚脐旁开 2 寸

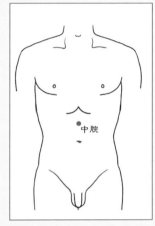

中脘穴

取法：剑突与肚脐连线中点

7. 痛经

人体手的第二掌骨侧穴群是人体全息学的代表，按摩这一区域，即手反－万能，可以缓解痛经。

此外，耳部反射区治疗痛经的方法有（见图）：

a. 捏揉三角窝

b. 捏揉肾区和交感

c. 捏揉脑

d. 捏揉内分泌

2 分钟之内，痛感能减少 70% ～ 80%。

手反－万能

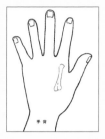

取法：见图

耳反－痛经

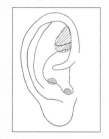

取法：见图

痛经分为寒湿凝滞与气滞血瘀两种。

寒湿凝滞的痛经表现为经前或经期小腹冷痛，喜欢按压或敷暖水袋。针对此种痛经，可以按摩或艾灸任脉上的中极穴，搓揉后背膀胱经上的八髎区（此区域共包含八个穴位，相互毗邻），驱走身体中的寒气。同时，按摩脾经上的地机穴，也有缓解痛经的作用。用药上，建议服用中成药：艾附暖宫丸。

中极穴

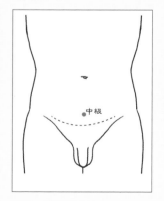

取法：肚脐下 4 寸

八髎区

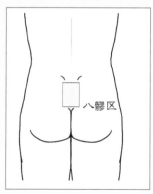

取法：见图

地机穴

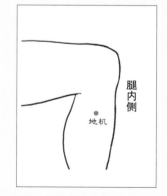

取法：阴陵泉下 3 寸

　　气滞血瘀的痛经见于经前或经期小腹胀痛、按压更痛、月经量少且伴有血块、胸胁乳房胀痛。因此，可以按摩任脉上的气海穴以及肝经上的太冲穴，消气滞；按摩脾经上的血海穴，除血瘀。用药上，建议服用中成药：血府逐瘀汤。

气海穴

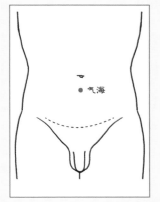

取法：肚脐下 1.5 寸

太冲穴

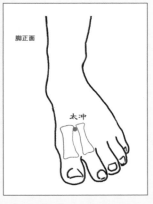

取法：足背第一二跖骨间凹陷处

血海穴

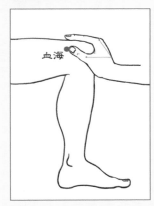

取法：（见图）拇指与其他四指成 45 度，拇指尖到处

相关链接 – 艾灸：P244；贴胶布：P242

8. 便秘

　　便秘时，首先应当选择手法按摩，其次考虑用药。因为治疗便秘的中药大都是清热泻火的药，常吃对胃有损伤。只可应急，不可久服。

　　人的手臂外侧三焦经上，有一个治疗便秘非常有效的穴位，即支沟穴。支沟穴通常在人们手表的表壳下方。便秘时，人们可以先前后反复揉搓大拇指和食指外侧（即肺经与大肠经），至大拇指与食指的

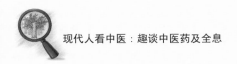

交汇处。然后按压该交汇处（合谷穴）两三分钟。最后可持续按摩支沟穴。此外，按摩胃经上的足三里穴与天枢穴也可治疗便秘，且天枢穴还是大肠的募穴。耳中也存在直肠、大肠的全息反射区以及便秘点，即耳反 - 便秘点。耳部的便秘点也非常有效，只需按压一分钟左右，就会出现肠鸣和排便感。

便秘的耳部反射区有：便秘点，直肠，内分泌。

支沟穴

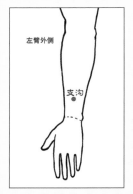

取法：腕横纹中点上 3 寸

足三里穴

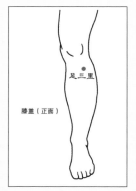

取法：外膝眼下 3 寸，胫骨脊旁开 1 横指

天枢穴

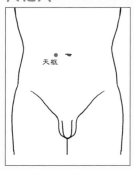

取法：肚脐旁开 2 寸

耳反 - 便秘点

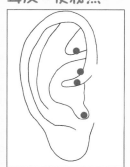

取法：见图

便秘分虚实。虚证便秘是习惯性便秘，实证便秘是短时的。虚证便秘的特征是，气力不足没有便感，或体内水分缺乏大便燥结。建议服用中成药：麻仁润肠丸或麻仁滋脾丸。实证便秘的特征是，大便干燥想拉拉不出来，拉出来的便状如羊粪蛋。建议服用中成药：栀子金花丸或牛黄解毒片或三黄片。

9. 水肿

中医认为，水肿是体内水液潴留，泛溢肌肤而引起的头面、眼睑、四肢、腹部或全身浮肿的病证。出现水肿，可以按摩任脉上的水分穴，胃经上的水道穴、丰隆穴。通过消导的方式，将身体多余的水分排出体外。此外，按摩足底万能反射区，即足反 - 万能，也可消肿。

水分穴

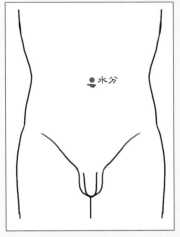

取法：肚脐上 1 寸

水道穴

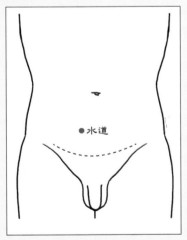

取法：肚脐下 3 寸找关元穴，关元穴旁开 2 寸

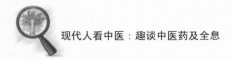
丰隆穴

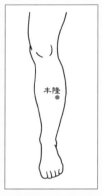

取法 外踝尖上8寸，约在犊鼻与解溪的中点。

足反–万能

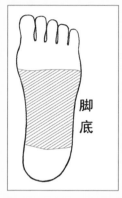

脚底

取法：见图

饮食上，可用薏苡仁米、赤小豆煮粥或冬瓜皮、车前草、玉米须煮水，代茶饮。

用药上，针对头面四肢水肿，中医主张发汗宣肺气和利小便，建议服用中药汤剂：五皮饮。针对下半身水肿，主张通过利大、小便，把水肃降和宣泄出来，建议服用中药汤剂：五苓散。

相关链接–五皮饮：P271；五苓散：P271

10. 昏迷、休克、中暑

患者如出现这种症状，旁人应在拨打急救电话后，立即掐按患者位于鼻子与嘴唇中间的经外奇穴人中穴以及按压心包经的内关穴。同时，可以针刺患者十个手指的指尖，即经外奇穴十宣穴。

人中穴

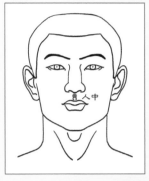

取法：鼻孔直下平鼻唇沟上三分之一处

内关穴

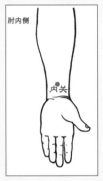

腕横纹中点上 2 寸

十宣穴

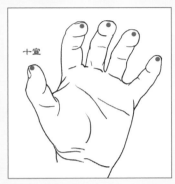

取法：十个手指尖

ⅱ 家庭常备中药

　　为了适应人们有备无患的习惯，以下我们集中排列了一下各类通用药名，方便读者采购时一目了然，不用再在书中翻来翻去。在大众常备的药中，西药相对简单，外用的如碘酒、红药水、创可贴等，可以临时对付外伤或虫咬的药，如云南白药、风油精等。内用的对付头疼脑热、嗓子疼痛的广谱消炎药如阿莫西林、阿奇霉素、青霉素等。对付腹泻的止泻药如黄连素、易蒙停等。另外还可以备点眼药膏、止疼药、脱敏药、安眠药。另外就是因人而异的专用药，如硝酸甘油、救心丹等心脏病抢救药。西药的消炎药多属于处方药，需要遵医嘱。

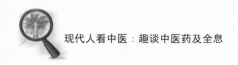
中成药比较复杂，有些药名听起来差不多，如银翘解毒、羚翘解毒、板蓝根、感冒冲剂、藿香正气水等等耳熟能详，但若能正确采买和应用，还需要些中医常识做指引。买中成药不需要处方。买多数中草药也不需要医生处方。只要方中有毒的药不超量，病人自己抄个方到药房就能抓到药，而且抓多了，药房还可以免费代煎。

下列黑体字标明的药名是我们的建议，仅供参考。它们按类分为：急救药、补药、治病的药（中医统称"泻药"）。

1. 中医常备急救药

主要有安宫牛黄丸和苏合香丸。对于有老人的家庭，常备的急救药主要是治疗中风的。有了这些药在关键时刻，不仅会挽救人的生命，而且会有助于免除病人治愈后的偏瘫后遗症。据说前几年香港一个著名电视台的著名主持人在欧洲某国出了严重的车祸，当时昏迷不醒，高热不退，后来神奇般地恢复了。其中主要归功于几颗安宫牛黄丸。安宫牛黄丸比较贵，若想长期保存，最好将蜜丸密封好放置于通风干燥处。

适用安宫牛黄丸的典型症状是高热神昏。但在日常生活中，患中风的病人，80% 是不发热的。出现这种症状，应使用苏合香丸，而非安宫牛黄丸。另外，苏合香丸还可治疗冠心病和心绞痛，特别是治疗心绞痛效果非常好。还能治疗脘腹冷痛，面色苍白，四肢不温。

2. 中药常用补药

中医补气的通用药有：四君子汤、补中益气丸、香砂六君子丸、参苓白术丸。

中医补血的通用药有：四物汤、阿胶、阿胶补血颗粒、复方阿胶浆。

中医补阳的通用药有：桂附地黄丸、金匮肾气丸、右归丸、五子衍宗丸、三鞭振雄丹。

中医补阴的通用药有：六味地黄丸系列、左归丸、大补阴丸、七宝美髯丹。

中医气血双补的通用药有：八珍益母丸、十全大补丸、人参养荣丸、人参归脾丸、乌鸡白凤丸。

中医益气养阴的通用药有：生脉饮、石斛夜光丸、贞芪扶正颗粒。

3. 中药常用治病药

治风寒感冒的通用药有：感冒软胶囊、感冒清热颗粒。

治风热感冒的通用药有：银翘解毒丸（或片）、桑菊饮、双黄连口服液、羚羊感冒片。

治时疫感冒的通用药有：板蓝根＋羚翘解毒丸、羚羊清肺丸、感冒退热颗粒。

治便秘的通用药有：麻仁润肠丸、通便灵胶囊。

治头痛的通用药有：川芎茶调颗粒、芎菊上清丸、脑力清、愈风宁心片、龙胆泻肝丸。

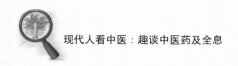

治咽喉痛的通用药有：牛黄解毒丸、牛黄清火丸、六神丸、冬凌草片、西瓜霜润喉片、黄氏响声丸。

治月经不调的通用药有：加味逍遥丸、益母草膏、艾附暖宫丸。

治更年期的药有：更年安、坤宝丸。

iii 常用家庭验方

除上述常备的药物，我们推荐应常备一些药食同源的食材，如姜、玉米、大枣、阿胶、枸杞子、红豆、绿豆、百合、芝麻等。甚至可以常备一些简单易做、可以代茶饮的中草药，如灵芝草、大青叶、罗汉果、金银花、紫苏等。下面我们挑选几样最实用的，单独解释，并附些行之有效的家庭验方。

值得了解的是，中医对于单味药，或几味组药治病，均可采用煎服的方法。一般药煎煮半个小时以上，药力便可以充分释放，有利于人体对药物的吸收。有毒性的药，长时间煎煮有利于弱化毒性。但是感冒药及带有挥发性的中药不宜过长时间的煎煮。相反一些即便煎煮，也可能释放不充分的药，需要事先一定时间的预泡，以便充分释放药性。具体可以参照其他书籍中有关中药炮制的介绍。

1. 发汗散寒的生姜

生姜是我们日常生活中最常见的调料，同时它也有广泛的中药用途。生姜有发汗、散寒、止呕、化痰的功效。我们在家里应当多备些生姜。即使生姜放老了，也是好东西，干姜也是一味温里的中药。对于腹胀冷痛，以及阳虚造成的腹泻，喝干姜红枣汤会很有效。

红糖姜糖水或干姜红枣汤，也可以自己制作。可以用 4 ～ 5 片姜加 4 ～ 5 枚枣（枣要掰开）煮 15 ～ 20 分钟，加红糖趁热服用。但是如果在夏天，得了风热感冒，症状有盖被，感到身体里面有热。这时就不能服姜糖水，而要服用银翘散和桑菊饮。

另外，生姜可以解鱼蟹、鸟兽肉毒。在我们吃螃蟹，虾时，都会用一些生姜丝和醋做调料，这是因为生姜能够解蟹、虾之毒。防止人吃了之后有过敏反应。

有句老话说得好，"早吃姜赛人参，晚吃姜赛砒霜"这是说明早上阳气上升，吃姜可以助阳上升，特别是妇女。俗话"女主阴，男主阳"。女人早上喝一杯姜糖水，能够提升阳气。另外喝姜水还可以使胃溃疡、十二指肠溃疡患者疼痛减轻或消失，使反酸、饥饿感好转，食欲增加。但此法不能根治，常易复发。

再有，生姜止呕效果很好，为呕家之圣药。它不但能止一般呕吐，还能安胎。生姜、白萝卜、梨、蜂蜜熬膏可治疗多年咳嗽。生姜还可外用。用生姜擦头可以治疗斑秃。如果把生姜片贴在穴位处，用艾灸灸，还可以治疗风湿病和腰腿痛。

推荐生姜治病的验方：

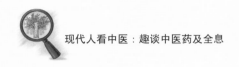

治疗感冒初起家庭方：白菜根 1 个切片、橘皮 10 克、葱白 2 段、生姜 3 片、梨 1 个，煮水冲板蓝根两袋，先用热水泡脚至身上微微出汗，喝下去盖好被子，别着凉。

2. 利水排石的玉米

玉米浑身都是宝，除湿排石离不了。玉米轴，即玉米核，健脾利湿，治小便不利，水肿，脚气，泄泻，它含有抗癌的多糖。玉米须利尿，泄热，平肝，利胆，治肾炎水肿、脚气、黄疸肝炎、高血压、胆囊炎、胆结石、糖尿病、吐血、鼻渊、乳痈。玉米叶治小便淋沥沙石、痛不可忍。

推荐玉米治病的验方：

止痛排肾结石：玉米 2 个连皮带叶、金钱草 30 克、车前草 30 克多放水煮 30 分钟，喝水。止痛效果很好。

治疗痛风症：玉米 2 个连皮带叶、金钱草 30 克、车前草 30 克、山慈菇 15 克、百合 15 克，多放水煮 30 分钟，喝水。此方不仅能够治疗痛风，还可治疗高血压，心律过速。

3. 补气养血的大枣

大枣一般指红色的干枣。由于它颜色发红，人们自然猜想它有补血功能。大枣的主要功能是补中益气，补中焦脾胃之气。补血它远比不上当归和驴皮阿胶。大枣最安全，任何补虚药里均可放。有的中药因为十八反的原因，不适合放"国老"甘草，需要调和药力的时候，可以放大枣代替甘草去做"和事佬"，解药毒，如十枣汤。大枣还可以改变药的味道，使之不至于太难喝。

推荐大枣治病的验方：

补气养血：大枣 500 克，阿胶 100 克。加 1 升水，煮大枣，把水煮至原来的四分之一，放入阿胶搅拌至水煮干，每日两次早晚服 5 个枣。

4. 枸杞子

枸杞子为药食同源的品种，也可当成水果食用，以粒大、肉厚、种子少、色红、质柔软、味甜者为佳。枸杞子滋肾、润肺、补肝、明目。治肝肾阴亏，腰膝酸软，头晕目眩，虚劳咳嗽，消渴遗尿。现代药理研究，它有抑制脂肪在肝细胞内沉积，促进肝细胞新生的作用。

推荐枸杞子治病验方：

枸杞子 10 克、灵芝 5 克、生山楂 15 克、菊花 3 克、草决明 6 克，代茶饮 1 ～ 2 个月。对于降血压，消除脂肪肝，降血脂，效果很好。

另外，枸杞子与桂圆肉熬膏，它对安神养血，滋阴壮阳，益智，强筋骨，泽肌肤，驻颜色有很好的美容作用。

5. 阴阳双补的灵芝

灵芝草治虚劳、咳嗽、气喘、失眠、消化不良。另外它还可治疗慢性气管炎，支气管哮喘，冠心病、高血脂症，心律失常，它是多孔菌科植物，含有多糖类物质，因此可以抗癌。灵芝能够增强机体抗病

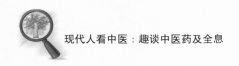

能力而治疗肝炎，具有促进肝细胞修复作用。

6. 治疗脚气的两个方子

a) 阿司匹林 10 片、枯矾 30 克研细粉，洗脚水中加一两醋，洗完脚后将药粉涂在患处，第二天此处便好了。

b) 治疗脚气或体癣：苦参 30 克、大茴香 10 克、丁香 10 克、生艾叶 30 克、枯矾 30 克、川椒 6 克、生山楂 30 克。将上述味药煮 30 分钟，加一两醋，先熏后洗，每副药可用 3 天，3 副药 1 个疗程。

7. 茶饮的验方

治疗咽喉肿痛的验方：灯笼 3 克、麦冬 10 克、胖大海 2 枚、金莲花 3 克、沙参 10 克代茶饮。

治疗咳喘的验方：秋冬季北方地区气候干燥，老人容易肺肾阴虚，哮喘，糖尿病均可使用保健方蛤蟆油 2 个、枸杞子 18 克、百合 15 克、银耳 1 ～ 2 朵、梨 1 个、冰糖少许。

中药的家庭验方没有统一的模式可以遵循。方子本身也不神秘，可以自由发挥，自由调配，自己总结效果。有些代茶饮的验方，其治病效果甚至会超过中医专门的配方。另外，代茶饮的验方可以如饮茶品茗一样，随季节的更替而变换。也可以长年累月，始终如一的饮用同一种茗品。

iv 中药汤剂组成

1. 五皮饮

组成：陈皮 9 克、茯苓皮 12 克、生姜皮 6 克、桑白皮 9 克、大腹皮 9 克。

作用：行气化湿、利水消肿。

2. 五苓散

组成：茯苓 9 克、猪苓 9 克、泽泻 15 克、白术 9 克、桂枝 6 克。

作用：利水渗湿、温阳化气。

3. 小柴胡汤

组成：柴胡 12 克、黄芩 9 克、法半夏 9 克、人参 9 克、甘草 9 克、生姜 9 克、大枣 12 枚。

作用：和解少阳。

4. 白头翁汤

组成：白头翁 6 克、秦皮 9 克、黄连 9 克、黄柏 9 克。

作用：清热凉血、燥湿止痢。

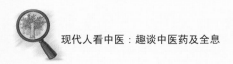
名词索引

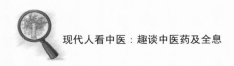

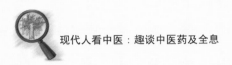

M

N

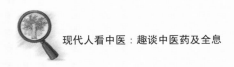

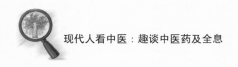

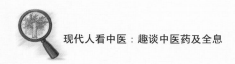

U

V

W

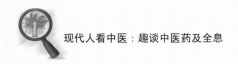

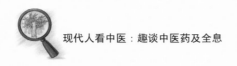

跋

经过大家的齐心合力，本书终于面世了。就像搭起了火堆，但能否真正燃起，还需待东风。没有风的助力，火是燃不旺的。这个东风来自你们，来自每一位读者的感觉和评价。

在本书的撰写和编辑过程中，在众人拾柴的队伍里，有许多人士我们需要感谢。首先需要特别感谢的是，中国首屈一指的国家级国医大师朱良春、邓铁涛、路志正、颜正华，首都国医名师金世元，著名中医药学家王琦等老前辈，对本书的精彩点评；以及世界顶级物理学家、顶夸克的发现者、美国费米实验室的叶恭平博士和中国复旦大学哲学家张庆熊教授，对本书相关章节，经过字斟句酌，所给出的专业性指导；以及中国传媒大学副校长胡正荣教授，基于他深厚的哲学功底与渊博的知识面，把本书所提出的"中医基础理论是哲学"的观点，升华成为"生命哲学"，这一点睛之笔。另外安徽中医药大学校长王键，中医新生代中坚力量罗大伦、郑志坚、李智等，以及张悦、郭云龙、吴子丹、梁钧、刘洁英、刘国庆、胡晓年等教授或学者，都在本书印制之前，各自站在读者的角度，对本书提出了宝贵的点评建议，在此一并表达我们深深的谢意。

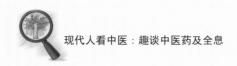

最新的天体科学发现，来自 2011 年诺贝尔物理学奖获得者。他们发现了宇宙在加速膨胀。这一理论颠覆了先前认为宇宙膨胀在放慢的理论。先前理论认为，宇宙膨胀会造成密度降低，膨胀过程中平均密度决定了平均引力场的强弱，从而决定了膨胀斥力与收缩引力之间的博弈后果。在膨胀中温度急剧降低，尘埃结成星球，星系中密度降低也会致使膨胀速度放慢，甚至会出现收缩，乃至"坍塌"的假设。凡假设都不是事实。经过科学检验，才可以被认定为事实。因此需要"大胆地假设，小心地求证"。现在的科学家们重新假设，在宇宙中存在约 70% 的暗能量，使得整个宇宙，在没有外力推动的状态下，不受引力制约地、不断地加速向外膨胀。其膨胀动力不是来自上帝，而是来自暗能量的推动。宇宙还有约 25% 是暗物质。但没有人知道暗能量和暗物质真的是什么。科学家们还观察到，似乎在每一个星系里都有黑洞。霍金今年 1 月 24 日自我否定了黑洞的存在，假设了灰洞的存在。但世界上没有人真正知道，黑洞或灰洞究竟是什么。凡此种种假设的变化，显然证明了我们头顶上的太空，至今仍然是不可全知的。

不可全知的还有我们脚下的地球。地球上有约 70% 的海洋面积，海底的秘密和海洋生物的种类，我们今天也只是略知一二。人体也是一样，有约 70% 的液体，有许多奇异的生命现象，许多疾病的原因，也是人类现有的科学理论无法解释的。人体的意识与存在，作为观察的个体，或作为相互联系的整体，它们都"寄生"了太多秘密，目前也是不可全知的。就连解释人类基础的达尔文进化理论，也受到了不少科学家们的"热烈"的挑战。

在当今世界中，科学技术所能揭示的、可知的、能够定量说明的规律，恐怕仅仅是整个宇宙秘密的九牛一毛。世界仍然处于被人类不断认识的过程之中。科学本身就是在不断地用新的假设，代替旧假设的过程中发展起来的。对任何科学结论都可以挑战，可以证伪，可以指出其局限性和定义域。所以任何人都不应当代表科学，宣布终极真理。任何科学斗士都无权指责他人荒谬。那样只能造成人们思想的禁锢。如果没有独立之人格，失去自由之思想，诺贝尔科学奖，将永远无法在中国这片古老的土壤上产生。因此科学可以挑战，当今的科学论述更不是最终的权威。

本书以趣谈的方式，普及中医的基础知识，多涉猎哲学范畴。所以请个别读者，不要戴着个人的"科学"有色眼镜，来挑剔本书中那些非科学成分的表达，就算您多了一分宽容和厚道吧。除了在理论的表达上，人类需要不断地理解、交流及沟通。在生活的实践中，我们还面临着巨大的挑战，这其中包括能源的持续性，空气、水及食物的安全性，以及健康、环保及世界和平等永恒的主题。希望我们能尽量减少观念上争论，求同存异，集中精力地去共同面对，在现实生活中这些人类的大挑战吧。

冯　清

2014 年 4 月 10 日